オールカラー
家庭の医学

ウルトラ図解

手指の痛みとしびれ

手指に起こるすべてのトラブルを正しく解決

監修 亀山 真
東京都済生会中央病院
整形外科　担当部長

法研

はじめに

この本を読んでいるあなたは、本を手に取り指を使ってページをめくっていることと思います。

私たちは朝起きたときから夜眠りにつくまで、さまざまなシーンで手や指を使った動作を行い生活しています。あまりにも当たり前に動作に組み込まれていると普段は意識されないかもしれませんが、手指は重要な機能を担っています。

今、手指のトラブルに悩む人が大勢います。私の診察室には、痛みや腫れ、動かしづらさなど、さまざまな手指の悩みを抱えた患者さんが訪れます。

手指はよく使う部位だけに、トラブルがあってその機能を果たせなくなると、仕事が困難になったり、趣味が楽しめなくなったり、生活に支障をきたします。しかし、「手指のちょっとした痛みくらい」と軽視して無理を重ねてしまう人もおり、なかには長い間辛い痛みを我慢し、症状を悪化させてしまう人もいます。

手指のトラブルの原因は多種多様です。痛むところとは離れた部位に原因があるケースもあります。それぞれ治療や注意すべきことも異なります。

本書では、手の構造や動くしくみから、手指のトラブルの元となる変形性関節症や神経の障害、女性ホルモンの減少、自己免疫疾患など、詳しく解説します。さらに、簡単にできて手指の痛みなどを軽減できるストレッチや体操、日常生活で心掛けたいことなどについても紹介します。本書を活用することで、診察時の医師の説明が理解しやすくなり、手指のトラブルへの不安が軽減できることでしょう。

「人生100年時代」と言われる世の中ですが、それだけ手指との付き合いも長くなります。すでに手指のトラブルで治療を受けている人だけでなく、手指に不安のある人、手指をいつまでも快適に使い続けたいと望む人の一助となることを願っております。

令和5年10月

東京都済生会中央病院整形外科　担当部長　亀山真

第1章 手と指のトラブルは、なぜ起きる？

第2章 変形や痛みを起こす手と指のトラブル

第3章
しびれや痛みを起こす手と指のトラブル

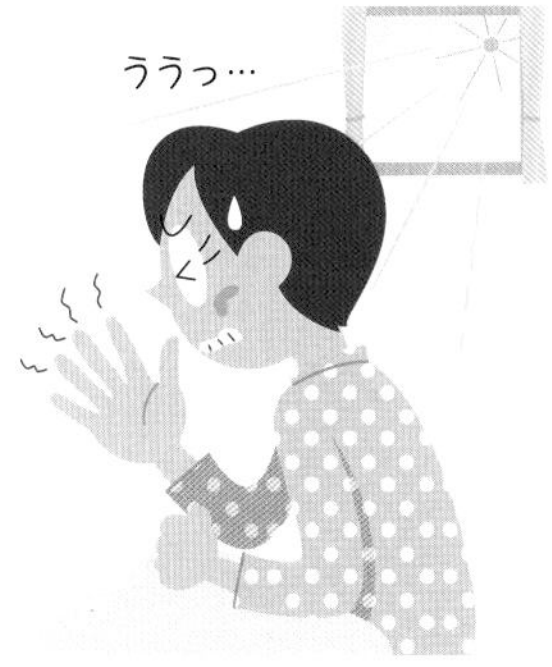
ううっ…

第4章

その他の手と指のトラブル

第5章
自分でできるしびれ、痛み、腫れの対処と日常生活の工夫

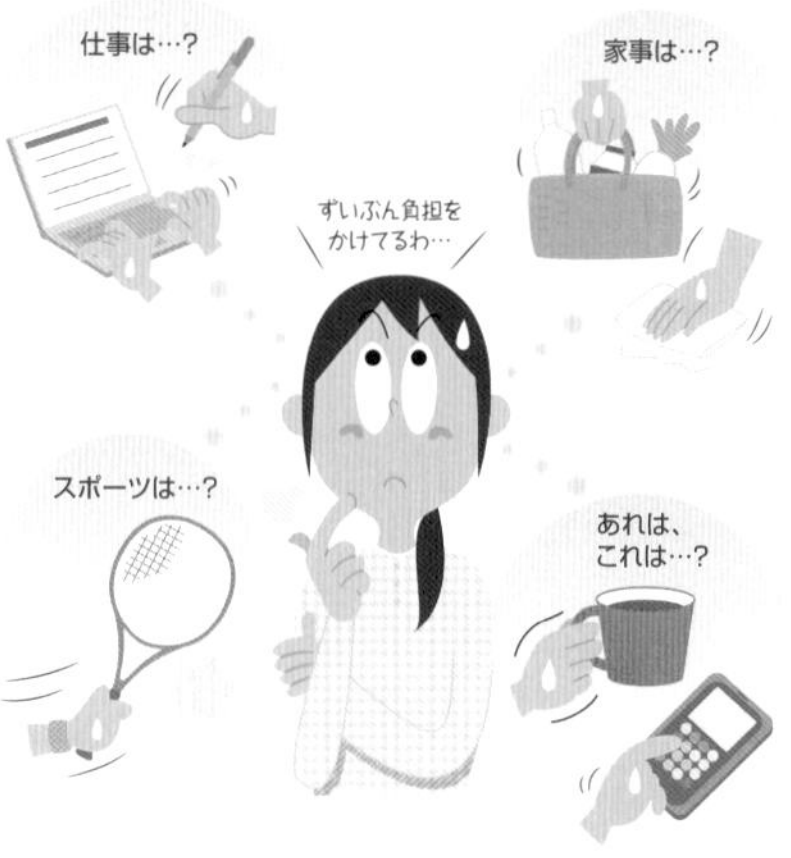

【装丁・本文デザイン】㈱イオック
【図解デザイン・イラスト】コミックスパイラる／赤川ちかこ／㈱イオック
【編集協力】アーバンサンタクリエイティブ／大工明海

第1章

手と指のトラブルは、なぜ起きる？

手や指は、生活していく上で必ず使うものです。痛みやしびれ、腫れなどが出るととても不便になります。手の構造から、なぜトラブルが起きるのか、そのもととなる病気や障害も含めて考えます。

手と指が担う生活上の役割は？

仕事や家事で欠かせない手と指の動き

手は人にとって特別な意味を持つ器官です。

よく、人と他の動物の違いとして、複雑な道具を使うことが挙げられますが、それも手の働きの多様さが可能にしているものです。人類の祖先は二足歩行を始めることで２本の前足で体を支える必要がなくなり、手として自由に使えるようになったことで、大きな変化を遂げました。

手の働き自体は日頃あまり意識することがないかもしれませんが、手は生きていく上で欠かせないものです。たとえば、朝起きると、まず洗顔や朝食の支度をすると思いますが、水道の蛇口をひねるのにも、箸やフォークを使うのにも手が必要になります。炊事、洗濯、食事といった家事には手が欠かせませんし、職場でもパソコンの操作や書類へのサインはもちろん、車の運転、荷物の運搬、ドアの開け閉めなど、次々と手指を使った動作を行います。私たちは、日常生活のなかで常に手や指を動かし、使い続けています。

そうした手指の動作には、さまざまなものがあります。

まずは、物を〝つまむ〟――親指と人差し指や中指で挟む動作です。次に物を〝握る〟――親指と他の４指、あるいは手のひらも使って、道具などをしっかり支えます。そして、〝叩く〟――パソコンのキーボードなど指をバラバラに使うこともあれば、手全体を使うこともありますし、ドアをノックするときなど手を握った状態で叩くこともあります。

このほかにも、〝押す〟〝ねじる〟〝さする〟〝すくう〟〝ひっかく〟〝はじく〟〝投げる〟など、手指の動作には、実にさまざまな動きがあります。

人はとても手をよく使う

手の役割はさまざま

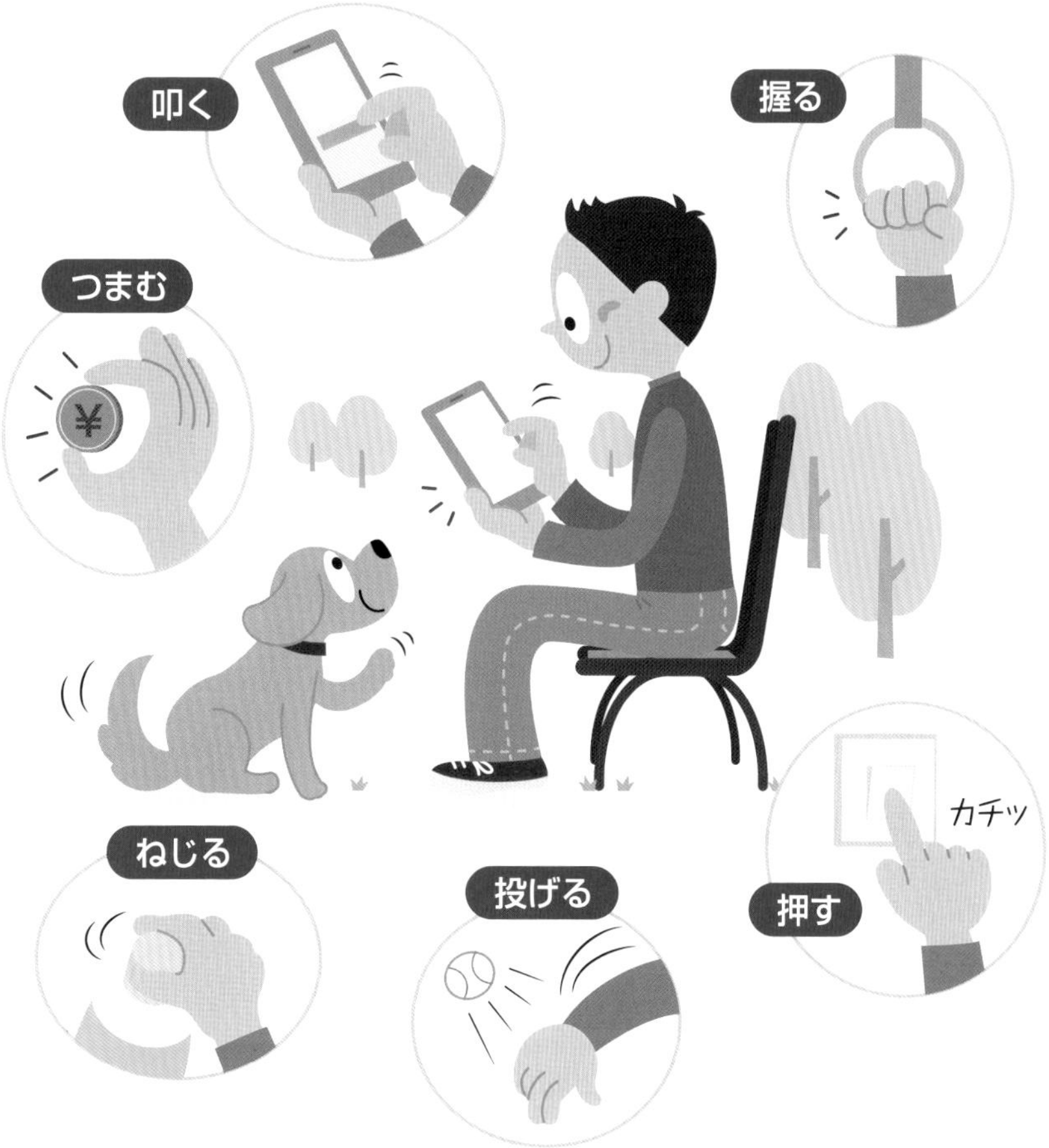

などなど…

毎日の生活のなかで、手や指を使う機会はとても多いです。普段は意識しませんが、手や指にトラブルがあると、重要さに気づきます。

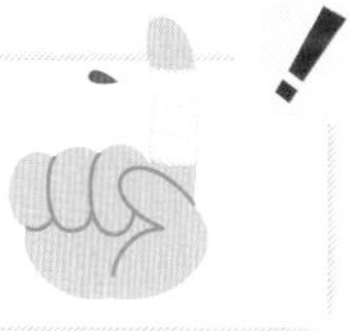

手と指のしくみを見てみよう

手と指の構造

　手は、たくさんの骨と曲げ伸ばしのための筋肉、骨と筋肉をつなぐ腱で構成されており、人の体のなかでも複雑で細やかな動きをするためのしくみを備えています。

　手を広げると、５本の指と手のひらが目に入ってきますが、その形を保っているのは骨です。

　手の付け根部分にあるのが、８つの手根骨《しゅこんこつ》です。手のひらの部分には、５本の中手骨《ちゅうしゅこつ》があります。これは５本の指と対応しています。中手骨の上に続くのが指骨《しこつ》です。指骨は、示指《じし》（以降：人差し指）から小指《しょうし》（以降：小指《こゆび》）には、基節骨《きせつこつ》・中節骨《ちゅうせつこつ》・末節《まっせつ》骨《こつ》の３つ、母指《ぼし》（以降：親指）には基節骨と末節骨の２つがあります。

　骨と骨のつなぎめである関節は、指先に一番近い側からＤＩＰ関節（第１関節）、ＰＩＰ関節（第２関節）、指の付け根のＭＰ関節（第３関節）、手の甲の中に入っているＣＭ関節（第４関節）と呼ばれます。間にクッションとなる軟骨があり、関節包《かんせつほう》で覆われその内側は滑膜という組織に裏打ちされています。

　手を動かすときに大きな役割を果たすのが、手のひらにたくさんある筋肉です。親指の付け根にある大きな丸い膨らみが母指球筋《ぼしきゅうきん》です。小指の下には同様に小指球筋《しょうしきゅうきん》があります。その間には掌側骨間筋《しょうそくこっかんきん》があります。そして、手の甲側には背側骨間筋《はいそくこっかんきん》があります。

　手の骨は平面ではなくアーチを描いて並んでいます。骨と筋肉を繋いでいるのが、屈筋腱《くっきんけん》、伸筋腱《しんきんけん》などの腱です。これらが連動して働くことで、指の曲げ伸ばし、親指と他の指を合わせる動きなどが可能になるのです。

複雑な動作を可能にする手と指のしくみ

手の骨の構造

[右手の手の甲側]

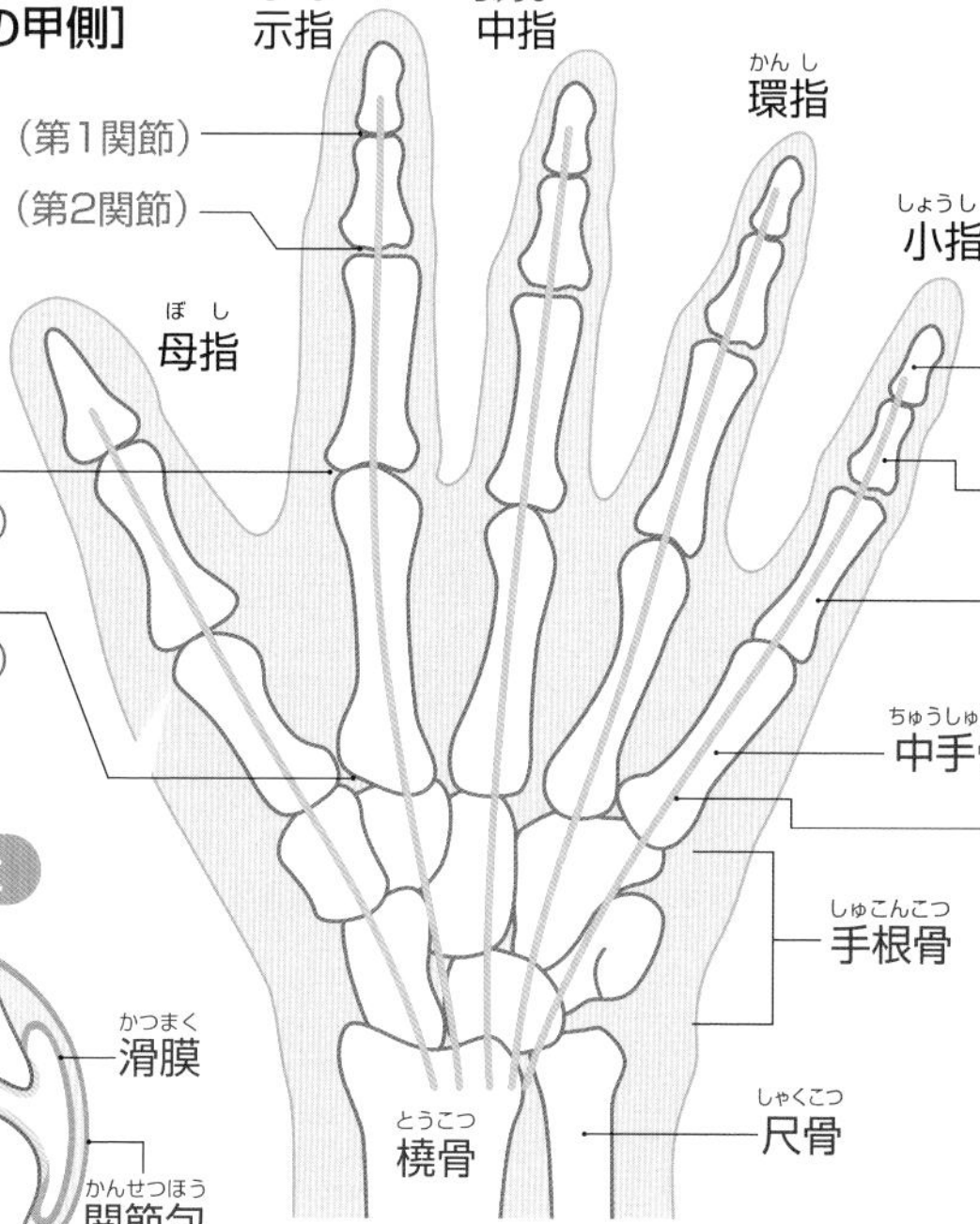
示指《じし》
中指《ちゅうし》
環指《かんし》
小指《しょうし》
母指《ぼし》
DIP関節（第1関節）
PIP関節（第2関節）
MP関節
（第3関節）
CM関節
（第4関節）
末節骨《まっせつこつ》
中節骨《ちゅうせつこつ》
基節骨《きせつこつ》
指骨《しこつ》
中手骨《ちゅうしゅこつ》
伸筋腱《しんきんけん》
手根骨《しゅこんこつ》
尺骨《しゃくこつ》
橈骨《とうこつ》

関節の構造

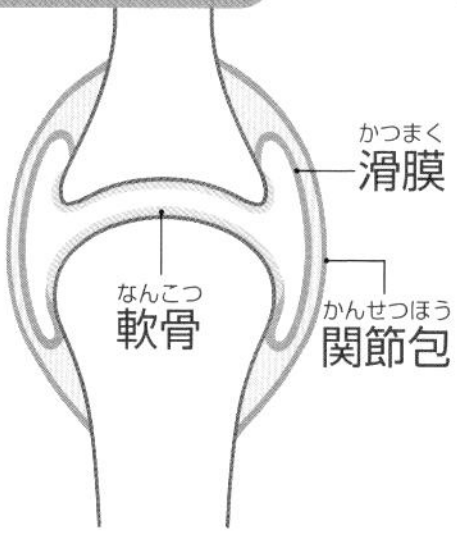
滑膜《かつまく》
軟骨《なんこつ》
関節包《かんせつほう》

手の動きを司る腱と筋肉

[左手の手のひら側]

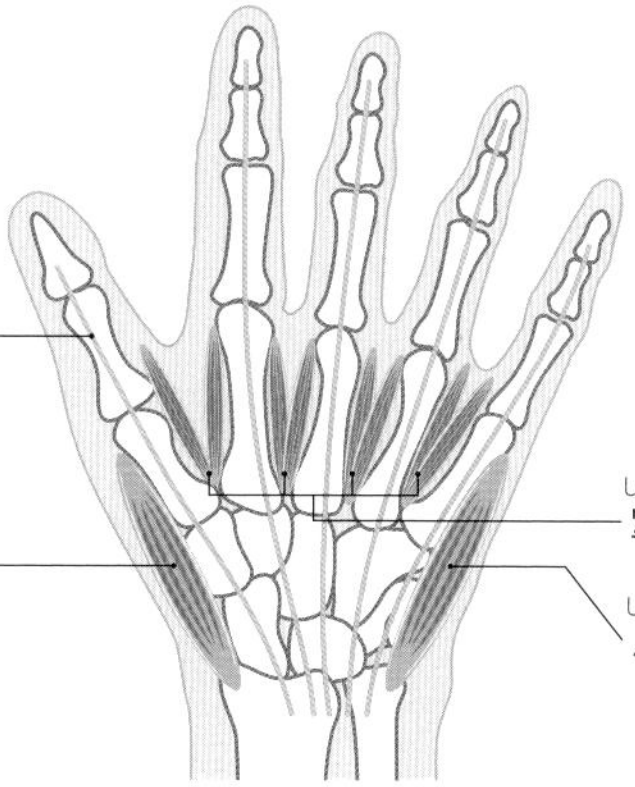
屈筋腱《くっきんけん》
母指球筋《ぼしきゅうきん》
掌側骨間筋《しょうそくこっかんきん》・背側骨間筋《はいそくこっかんきん》
小指球筋《しょうしきゅうきん》

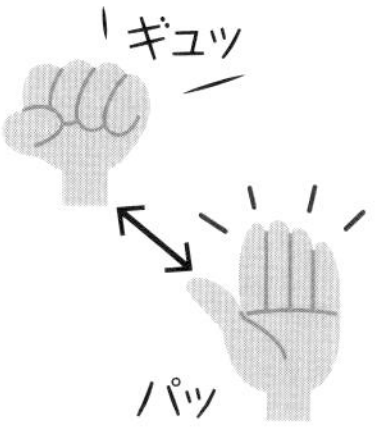
ギュッ
パッ

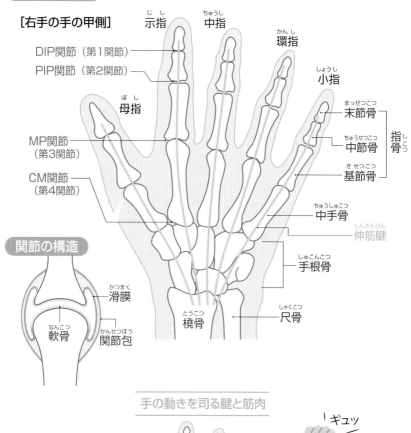

手と指は頸椎と深く関わっている

　手と指にトラブルがあるときに、首に問題がないか疑い、検査を行うことがあります。なぜなら手と指が動作する機能に、頸椎《けいつい》から出る神経が深く関わっているからです。

　頸椎とは、いわゆる首の骨です。7つの椎骨《ついこつ》が繋がっています。

　頸椎は人体の10％程度の重さとも言われる頭部を物理的に支えると同時に、「首を回す」「上下を向く」といった可動性も備えています。その中心には脊柱《せきちゅう》管《かん》という空間があり、大切な神経や血管が通っています。

　手を動かそうとするときは、脳から司令が出て脊《せき》髄神経《ずいしんけい》を通り、枝分かれする末梢神経《まっしょうしんけい》を経て、腕や手の筋肉に伝わり、動作が実行されます。

　また、手や指が感知した皮膚感覚や、筋肉の動きを捉える深部感覚も、末梢神経から脊髄神経を通って脳へと伝えられます。

　このように手や指を動かし、何らかの作業をしているときには、頸椎のなかも機能し続けているわけです。しかし、脊髄神経が通っている頸椎は、頭を自由に動かすために、細く繊細なつくりになっています。

　そのため、何かの原因で頸椎部分の脊髄神経が障害されると、手や指に異変が現れることがあります。

　たとえば、頸椎が変形したり、軟骨（椎間板）が飛び出してきたりすると、脊髄神経が圧迫されて、手や指にしびれが出ることがあります。さらに、痛みや運動障害が生じることもあります。

　こういったケースでは、手や指だけを治療しても根本的な解決にはなりません。また、そうした痛みやしびれを、手指のちょっとしたトラブルと思って軽く考え、放置してしまうと、他の部位に不具合が出てくる恐れもあります。

手は頸椎を通じて脳と繋がっている

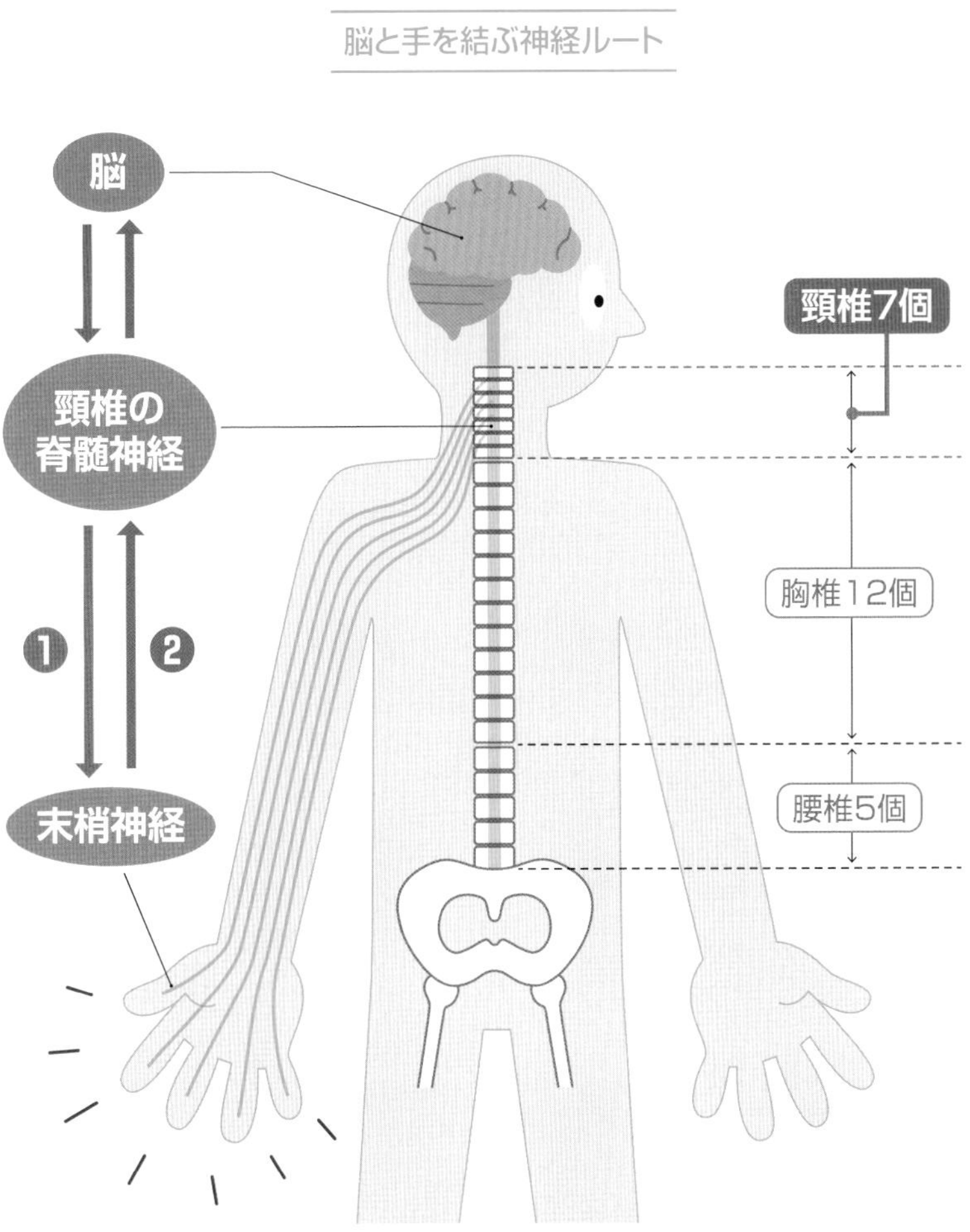
脳と手を結ぶ神経ルート
脳
頸椎の
脊髄神経
❶
❷
末梢神経
頸椎7個
胸椎12個
腰椎5個

❶ 手や指の動きをコントロールする司令は脳から脊髄神経を通り末梢神経へと伝えられる

❷ 手や指が感じた感覚は末梢神経から脊髄神経を通って脳へと伝えられる

手や指の痛みは、なぜ感じやすい？

脳が異変の情報をキャッチする

手の大切な役割のひとつとして、触れた物についての情報を感じ取ることがあります。

たとえば、何か物を持ったとき、重さだけでなく素材が硬いか柔らかいか、温かいか冷たいか、湿り具合などを瞬時に判断しています。

手の皮膚は、とても優秀な感覚器です。皮膚は感触、圧力、痛さ、温かさ、冷たさを感知でき、それぞれ触点、圧点、痛点、冷点、温点という感覚点で感じ取りますが、手、特に指先には、これらが他の身体の部位よりも密に分布しています。感覚点が捉えた異変は脳へと伝えられ、さまざまな情報として処理されます。

手や指の細やかな感覚は、人がさまざまな道具を使い、生活していく上で素晴らしい武器となっています。なかでも「痛み」は、「切り傷ができた」「何かにぶつかった」など、危険なシチュエーションや、体の組織を損傷する恐れがあるときに感じるもので、危険を避けたり、危険から身を守ったりするための大切な信号です。

そのため、痛点は他の感覚点よりも多く分布していますが、それは痛みが発生したときに、強く感じてしまうことにも繋がります。特に手や指は敏感なため、たとえば、同じような切り傷ができたときでも、指先と他の部位では感じ方に違いがあると思います。太ももなどにできたときには気づかないほどの小さな傷でも、指先では痛みを強く感じることがあります。

このように痛みは、人にとって自分自身を守るための大切な感覚ですが、感じ過ぎてしまうことの弊害もあるわけです。

手や指の皮膚は優れた感覚を持っている

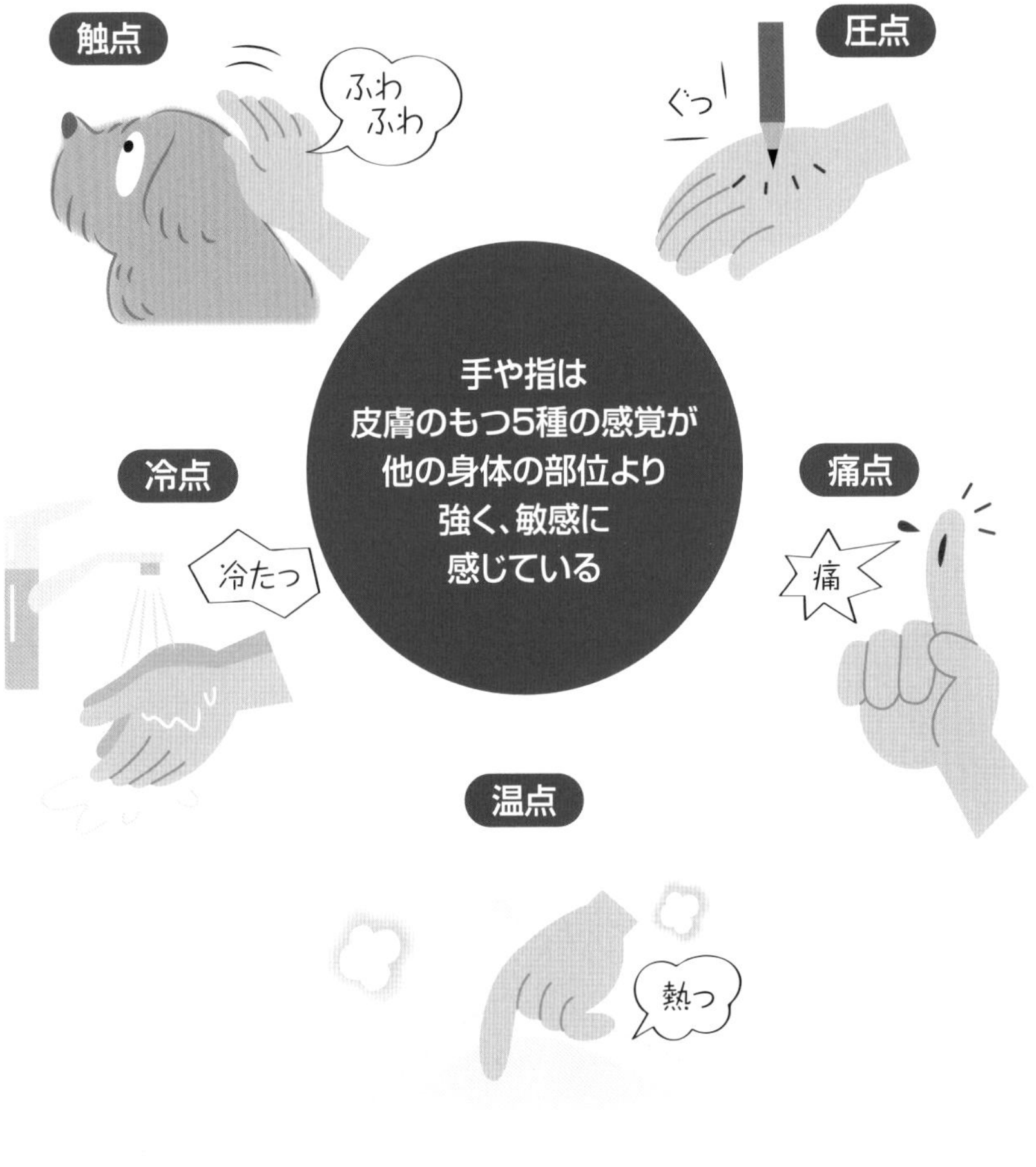
触点
ふわ ふわ
圧点
ぐっ
手や指は
皮膚のもつ5種の感覚が
他の身体の部位より
強く、敏感に
感じている
冷点
冷たっ
痛点
痛
温点
熱っ

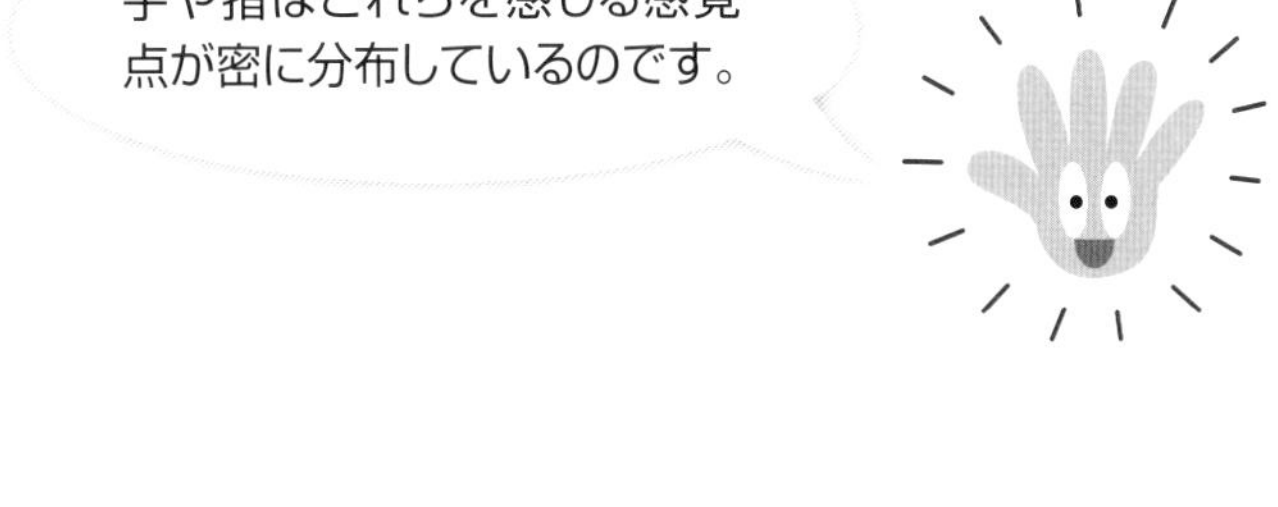
手や指はこれらを感じる感覚点が密に分布しているのです。

慢性化する痛みに要注意

　私たちは、どのように痛みを感じているのでしょうか。手や指で痛みを感じた場合は、最終的には脳に伝えられますが、まず刺激が受容器という部位で電気的な信号に変えられます。そうして神経を通じて脊髄へ伝えられ、ここで一度、他の神経に信号が伝えられますが、直接電気的な信号のまま伝えられるわけではありません。シナプス*で信号をキャッチして神経伝達物質を作り、それを次の神経の受容体がキャッチし、また電気的な信号に変えて、脳へと伝えられるのです。こうした動きを経て、脳ではその信号を痛みの情報として、処理します。

　痛みについては、たとえば、切り傷ができたときで考えてみると、はじめの「刺すような痛み」と、しばらくしてからの「ジンジンする痛み」がありま す。医学的には、こうした痛みをそれぞれ「一次痛」「二次痛」と言いますが、一次痛と二次痛では、痛みを伝える神経や伝達速度が異なります。

　一次痛は組織の損傷により発生するものです。身体にとって緊急の情報で、痛い場所がはっきりとわかります。一方、二次痛はケガなどをしたあと、しばらくしてから発生するものです。身体にとって緊急性が低い情報で、痛い場所があいまいになることもあります。筋肉痛や内臓の痛みなどは二次痛に含まれます。なお、一次痛と二次痛の両方が同時に起きることもあります。

　痛みは身体の危険を知らせる信号なので、痛みの原因がなくなれば、体が感じる必要のないものです。ところが長く痛みが続いていると、シナプスが刺激され続けたことで、刺激がなくなったあとも、シナプスが神経伝達物質を作り続けてしまうことがあります。そうなると、原因がないのに痛みが続きます。

　痛みは本来、危険な原因から身体を守るための反応ですが、慢性痛の場合はそうした本来の目的と異なり、痛みそのものが病気となってしまうのです。

用語解説　シナプス　神経細胞であるニューロンと、次のニューロンを繋ぐ接合部のこと。

痛みには種類がある

一次痛

緊急の情報
痛い場所がはっきりわかる

組織の損傷
シナプス
痛みの伝達
神経伝達物質
痛みの情報が脳に伝えられる

二次痛

緊急性が低い情報
場所もあいまい

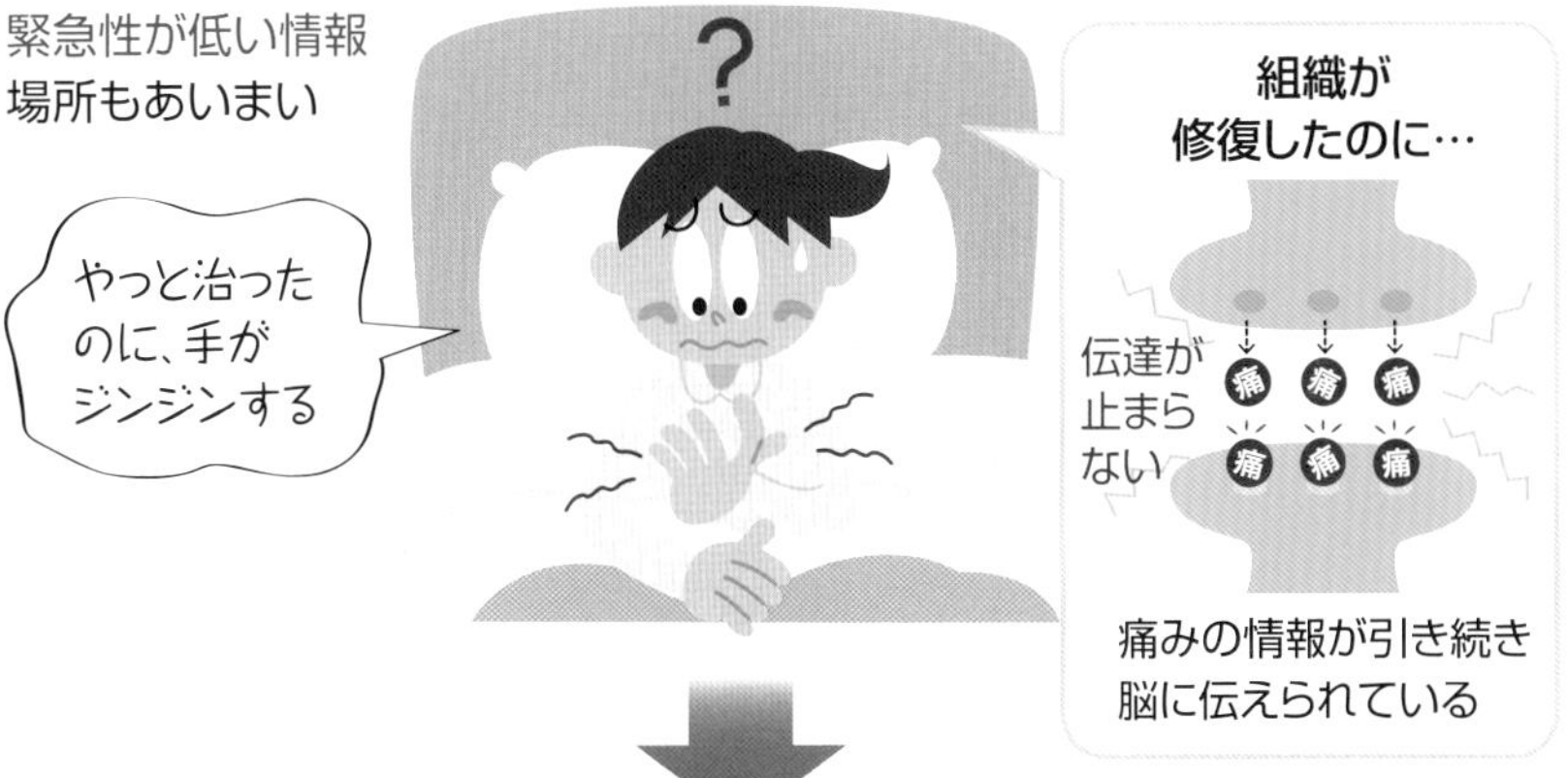
やっと治ったのに、手がジンジンする
組織が修復したのに…
伝達が止まらない
痛みの情報が引き続き脳に伝えられている

痛みの慢性化

痛みが長く続くと、シナプスは痛みの原因がなくなったあとも神経伝達物質を作り続けてしまうことがあります。

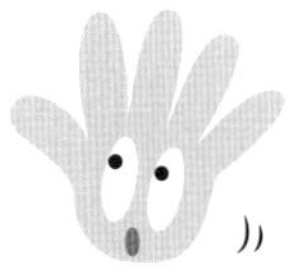

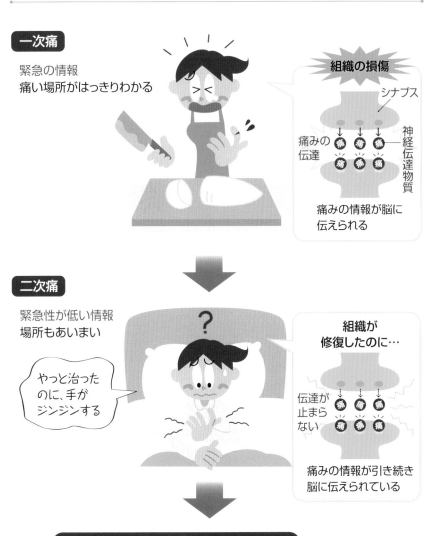

手や指が変形する原因は？

手や指の酷使

人によっては、手や指が変形することがありますが、なぜ、手や指が変形してしまうのでしょうか。その理由はいくつか考えられますが、まず大きな理由として、手や指の酷使が挙げられます。

試しに、右でも左でも自分の利き手に手袋をして、1時間使わないようにしてみましょう。思いのほか、不自由を感じるはずです。手を使わずに生活することは難しく、普段、意識していなくても、いかに手や指に頼っているかがわかると思います。

このように手や指は、知らず知らずのうちに酷使されているわけですが、手や指を動かすには、筋肉と腱をコントロールして複雑な動きをすることになります。そのため負担が大きく、年齢とともに関節の動きがスムーズでなくなることで、痛みを感じることが増えます。詳しくは後で説明しますが、関節の軟骨がすり減って、痛みが生じることもあり、進行すると、腫れや変形にも繋がります。家事や仕事で重いものを持ったり、繰り返し同じ動作をしたりすることも負担となりますが、そうした負担が蓄積することで変形を招くこともあります。

このように酷使を重ねることで、手指のトラブルが生じやすくなりますが、若い人でも手や指の変形や痛み・腫れなどが生じることはあります。また、同じように手や指を使っているようで、トラブルになる人とならない人もおり、手指のトラブルは使い方だけでなく、加齢、女性ホルモンの減少といった他の要因が関わることもあります。自己免疫疾患などの病気によって痛みが生じることもありますし、神経の障害によってトラブルが発生することも、病気が進行するにつれて変形が現れることもあります。

手や指は気づかぬうちに酷使されている

手や指は一日中働き続けている
料理や掃除などの家事
荷物など重いものを持つ
パソコンの作業
疲れた…
通勤中につかむ
吊り革
スマホの
操作

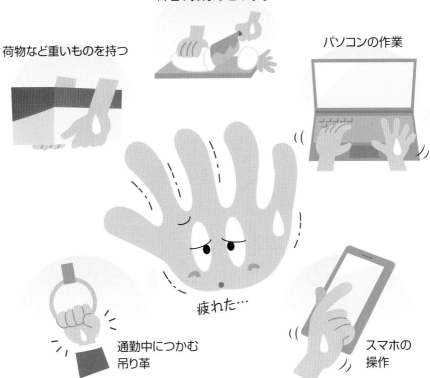

手指の酷使がトラブルを生むひとつの原因となっている

ただし

手や指のトラブルには他の要因も関わっていると考えられています。たとえば加齢、女性ホルモン、自己免疫疾患などがあります。

加齢による原因

手と指の痛みは、加齢により起こることがあります。年を重ねることによって、身体に変化が起きるのは自然なことと言えますが、手や指は、毎日の生活のなかで数えきれないほど曲げ伸ばしを繰り返しています。そのため長年の負担が積み重なることで、不具合が起きやすいと言えます。

特に影響が大きいのが関節です。関節は、2つの骨が繋がっている部分ですが、骨を動かすために複雑な構造になっています。

隣接する2つの骨の間には軟骨があります。軟骨は弾力のある組織で、骨同士がぶつからないようクッションの役割を果たしています。また、関節は関節包という丈夫な支持組織で繋げられています。関節包の中は、滑液《かつえき》という分泌液で満たされていて、潤滑油のように働き、関節の滑らかな動きを助けています。ところが長年の曲げ伸ばしにより、軟骨がすり減ったり、変形したりすることがあります。すると関節包の内側の滑膜に炎症が起こり、腫れや痛みが発生するのです。

一度すり減った軟骨は再生することが難しいのですが、そのままにしているとさらに症状が進んで、トゲ状の骨ができます。

また、加齢により指の骨と筋肉をつないでいる腱、そして腱を包んでいる腱鞘《けんしょう》にもトラブルが起こりやすくなります。

腱は本来、丈夫な組織であり、腱鞘には潤滑油の役割をする滑液があって摩擦を防いでいます。しかし、指の関節は手のひらや上腕の筋肉とも連動しながら、複雑な動きをしたり、重い物を持ったりして、常に大きな負担がかかっています。そのため、加齢とともに腱鞘が厚みを増したり、硬くなったりすることで、腱とこすれて炎症（いわゆる腱鞘炎）を起こしてしまうのです。やがて、指がスムーズに動かすことができなくなることもあります。

加齢により関節などが痛みやすくなりトラブルに

手指の負担の積み重ねがトラブルを引き起こす。
影響が大きいのが〝関節〟と〝腱〟

関節のトラブル

関節の腫れや痛み

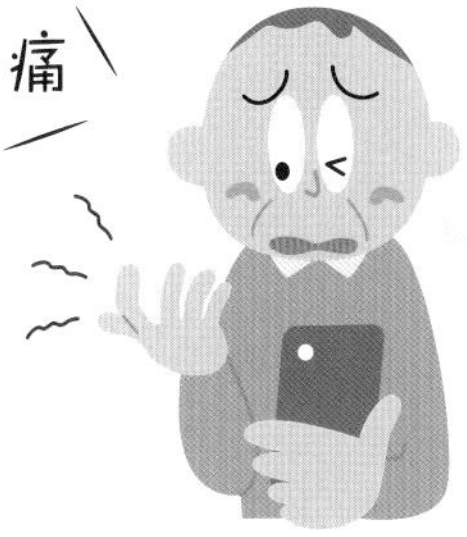

原因

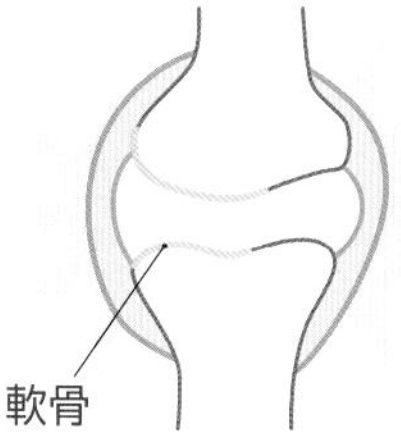

- 軟骨のすり減り
- 変形

など

腱のトラブル

指が思うように動かせなくなる

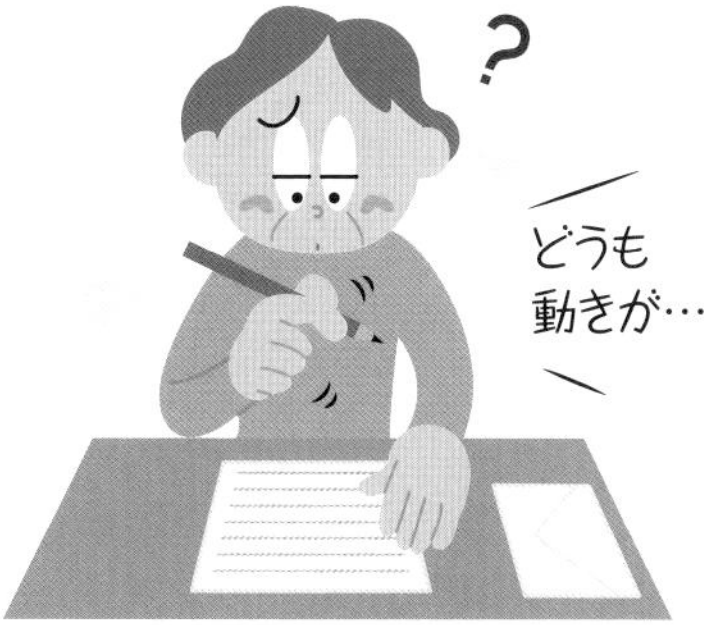

原因

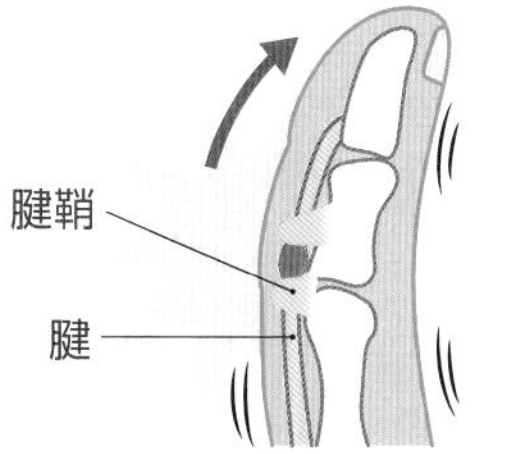

- 腱や腱鞘の腫れ、炎症（いわゆる腱鞘炎）など

注意

このまま放置すると、手指をスムーズに動かすことができなくなることも!!

女性ホルモンの減少

手や指に痛みや腫れ、動かしにくさなどのトラブルを抱えて、病院を受診する患者さんは女性の割合が多く、それも出産の後と更年期の女性が多いという特徴があります。

手や指は女性に特有の器官ではないにもかかわらず、女性の患者さんが多いのは、女性は家事を担うことが多いので、一見すると手先の使い過ぎが原因とも思えます。しかし、利き手と反対の手でも発症するなど、使い過ぎでは説明がつかないこともあり、最近の知見では、女性が手や指にトラブルが起きやすくなるのは、女性ホルモンの急激な減少が関わっていることがわかってきました。

エストロゲン（卵胞ホルモン）などの女性ホルモンは、8歳～9歳くらいから卵巣で分泌されはじめ、女性らしい体を作る手助けをする働きがあります。思春期を通じて分泌量は増え、30歳半ばまで活発に分泌されます。

エストロゲンは卵巣の発育や維持、月経に大きく影響するものですが、それだけではありません。たとえば、コラーゲンの生成を助けます。肌の潤いやハリ、ツヤツヤした髪のほか、骨密度を保つこと、血管を強くしなやかにすること、コレステロールの調整、脳の健康を守ることなどに役立っています。

ところが、出産後の授乳期間と更年期には、エストロゲンの分泌量が下がります。それまで体を守ってきたエストロゲンが減ることで、さまざまな不調が出てしまうのです。そして、そのひとつが手と指の関節です。

エストロゲンは、組織を滑らかに保ち、腱などの腫れを抑える働きがあるとされています。手と指のトラブルに悩む患者さんに妊娠後と更年期の女性が多いのは、エストロゲンの量が急に減ったことにより、それまで守られてきた関節がダメージを受けやすくなったからと考えられます。

女性ホルモンの働きで手や指も守られている

手指のトラブルは女性の割合が多い。原因に深く関わっているホルモンがエストロゲン

エストロゲンの分泌量

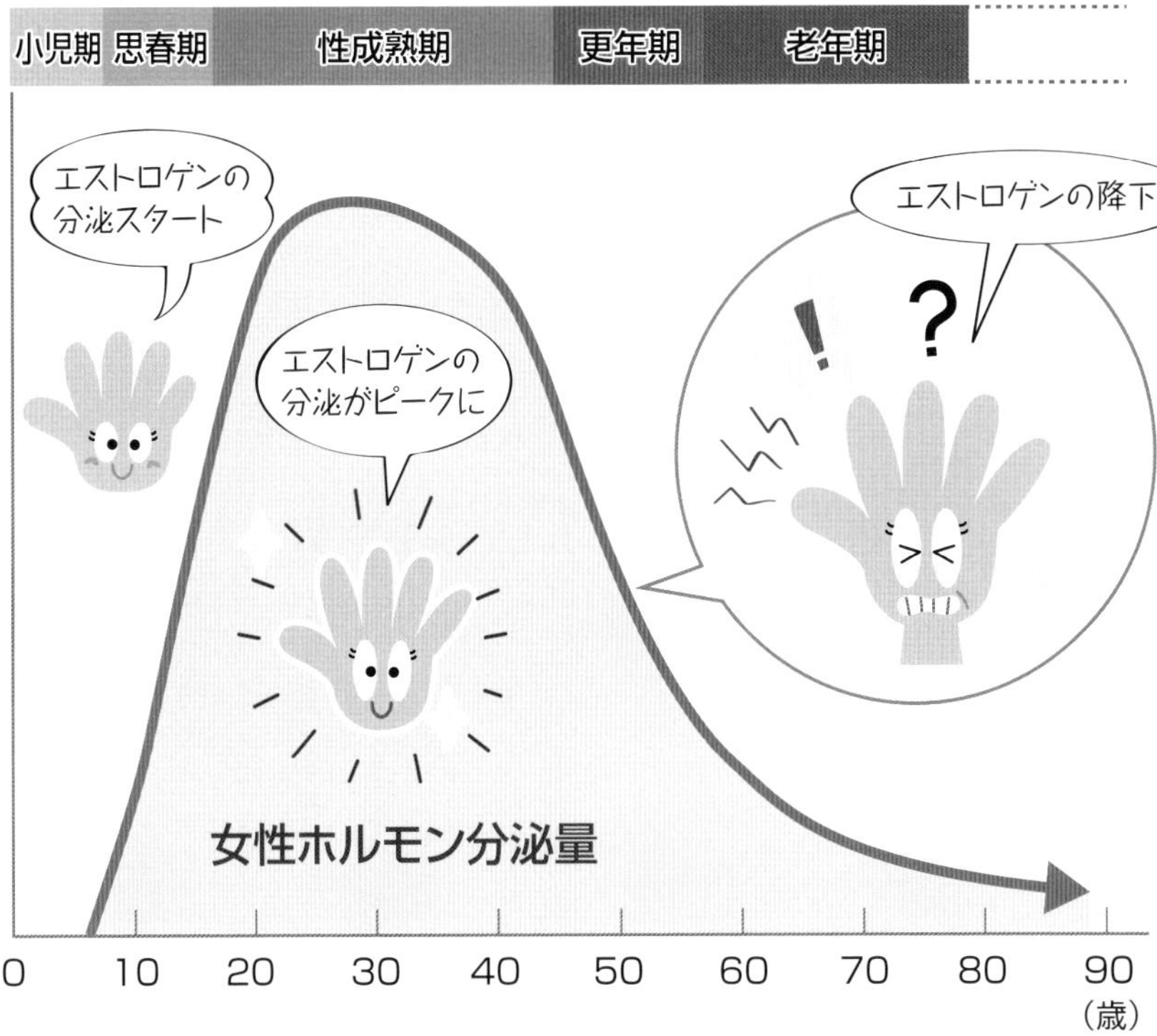

エストロゲンは体を守る大切なホルモン。分泌量が急激に減ると手や指にトラブルも生じやすくなるのです。

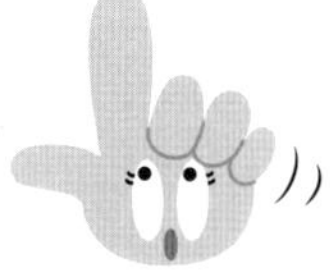

自己免疫疾患

手と指にトラブルが起きる原因としては、自己免疫疾患もあります。

自己免疫疾患とは、本来は細菌やウイルスなどの〝敵〟から身体を守る働きをする免疫が、自身の組織を攻撃してしまう病気の総称です。

手と指にトラブルが起きる免疫疾患として代表的なのが「関節リウマチ」です。関節リウマチは、免疫の異常により関節に炎症が起こり、こわばりや痛み、腫れなどが現れる病気です。微熱や倦怠感などが生じることもある全身性の病気ですが、免疫の攻撃が指の関節でも起こってしまいます。攻撃を受けることで、関節包の内側の滑膜に炎症が起こり、その刺激で余計な血管が増生したり、滑膜が厚みを増したりします。朝起きたときの手のこわばりが、関節リウマチを見つけるきっかけとなることもあり、関節リウマチの症状は、はじめに指の関節に起こることも多いです。症状が進行すると「スワンネック変形」や「ボタンホール変形」「尺側偏位」と言われる特徴的な手の変形が現れます。

また、「強皮症」も免疫の異常が原因で手と指に症状の出る病気です。強皮症は、皮膚や内臓が硬くなっていく病気ですが、手足の腫れぼったさや手のこわばりからはじまることが多いです。強皮症の原因はまだ解明されていませんが、ほとんどの患者さんから自分を攻撃してしまう「自己抗体」が見つかっています。そのため、コラーゲンが異常に蓄積される「線維化」および血管が収縮して血流の悪くなる「血管障害」とともに、免疫が発症に深く関わっていると考えられています。

その他、「乾癬」の人に起こることがある「乾癬性関節炎」でも、指の関節に関節炎が現れます。乾癬性関節炎を起こしているほとんどのケースで、皮膚に赤い発疹ができて白色の皮膚の粉がつく、乾癬特有の症状も現れます。

免疫が自分自身を攻撃してしまう自己免疫疾患

自己免疫疾患とは、本来細菌やウイルスなどの"敵"から身体を守る働きの免疫システムが、自身の組織を攻撃してしまうことで起きる病気の総称

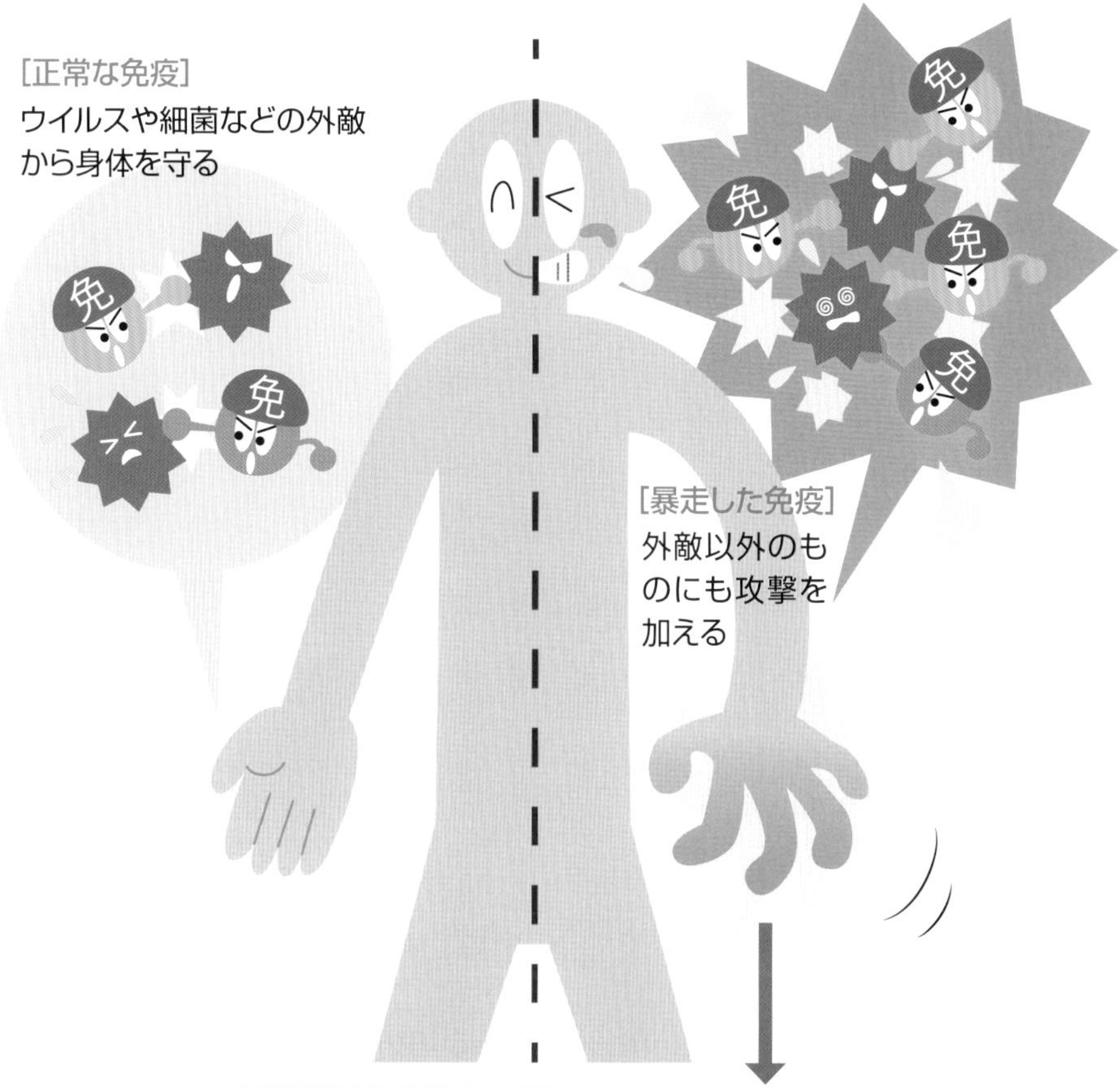
[正常な免疫]
ウイルスや細菌などの外敵から身体を守る
免
免
[暴走した免疫]
外敵以外のものにも攻撃を加える
免
免
免
免

代表的なのが関節リウマチ

関節リウマチとは、免疫の異常により関節に炎症が起こる病気（102頁参照）

手や指にしびれが起きる原因は？

首の病気によるしびれ

首に病気があることで、手や指にしびれが生じることもあります。最も多いのは、「頸椎症」です。もともと、脊髄神経は頸椎の骨などで支えられ、守られているのですが、加齢などにより頸椎に変形が出てしまうことで発症するものです。

頸椎を構成するひとつひとつの椎骨の間に椎間板という軟骨組織があり、クッションの役割を果たしています。椎骨と椎骨は靭帯《じんたい》が繋いでいますが、これらに変形が生じて頸椎がゆがみ、脊髄神経を圧迫すると、腕や指先などにしびれや痛みなどが出ます。「頸椎症性神経根症《けいついしょうせいしんけいこんしょう》」も、加齢により椎骨にトゲ状の余計な骨ができてしまい、神経根が圧迫されることで手にしびれが起きる病気です。神経根とは、脊髄から左右に分かれている細い神経のことです。

首の椎間板ヘルニアでも、突出した椎間板により神経根が圧迫されます。手だけではなく、肩から腕にしびれや痛みが起きることもあります。「頸椎後縦靭帯骨化症《けいついこうじゅうじんたいこっかしょう》」でも、指先のしびれや痛みが起きることがあります。頸椎後縦靭帯骨化症とは、頸椎の椎骨を支えている後縦靭帯が骨化して分厚くなり、脊髄神経が圧迫される病気です。発症する人は50歳前後が多く、男性と女性の割合が2対1となっており、男性に多い病気です。

神経根の圧迫により、手や指ばかりでなく首筋や肩甲骨にもしびれが生じることがあり、進行すると手で細かい作業を行うことが難しくなることや、足の感覚や動作に問題が生じることがあります。

この他にも、事故や転倒などによって頸髄損傷を起こした場合や脊髄に腫瘍ができたときも、手や指にしびれや痛みが生じることがあります。

頸椎の変形や椎間板の突出が起こることで手や指にしびれが現れる

首から生じる手指のトラブルで最も多いのが「頸椎症」

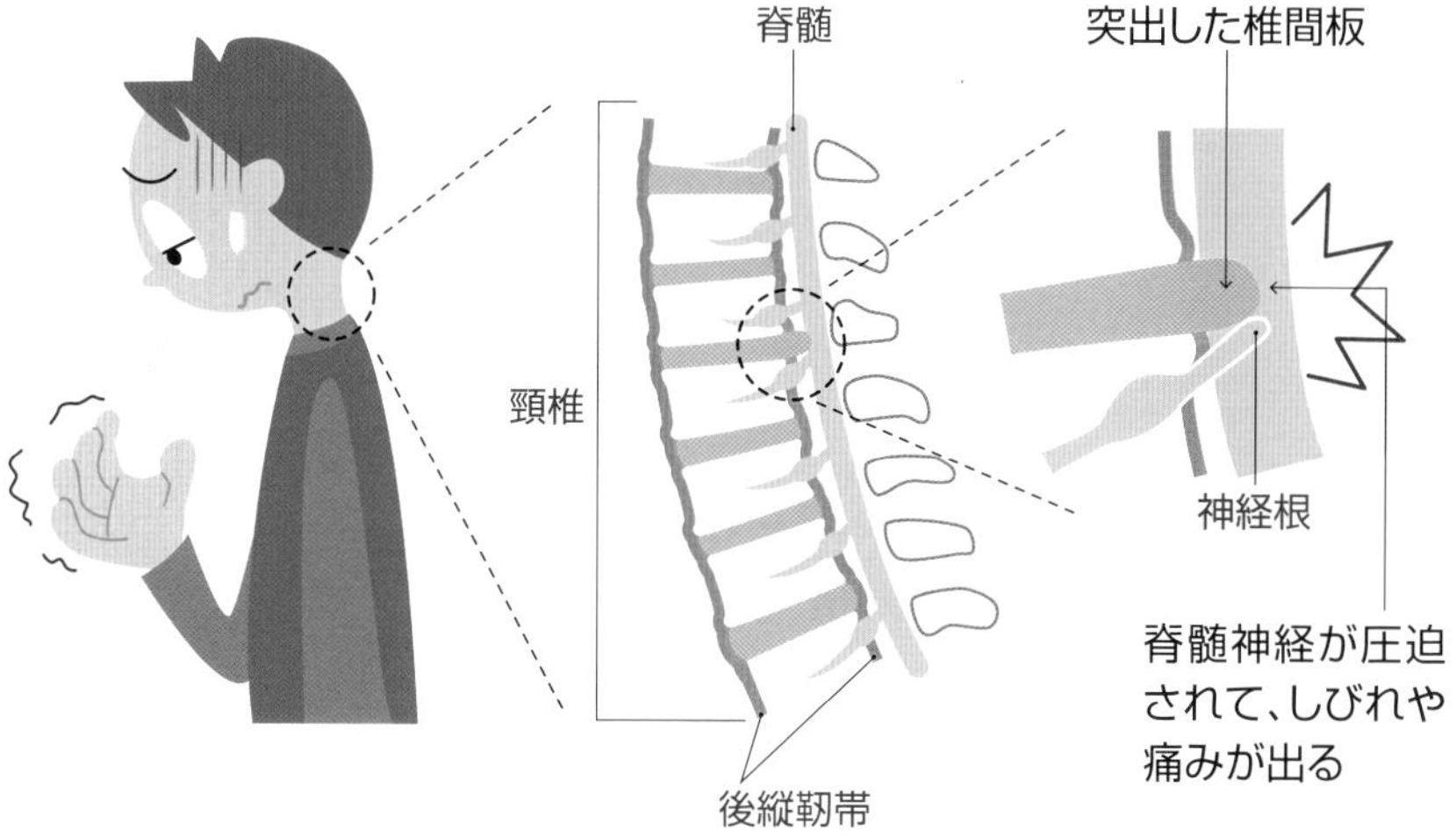
脊髄
突出した椎間板
頸椎
神経根
脊髄神経が圧迫されて、しびれや痛みが出る
後縦靭帯

■その他の頸椎症■

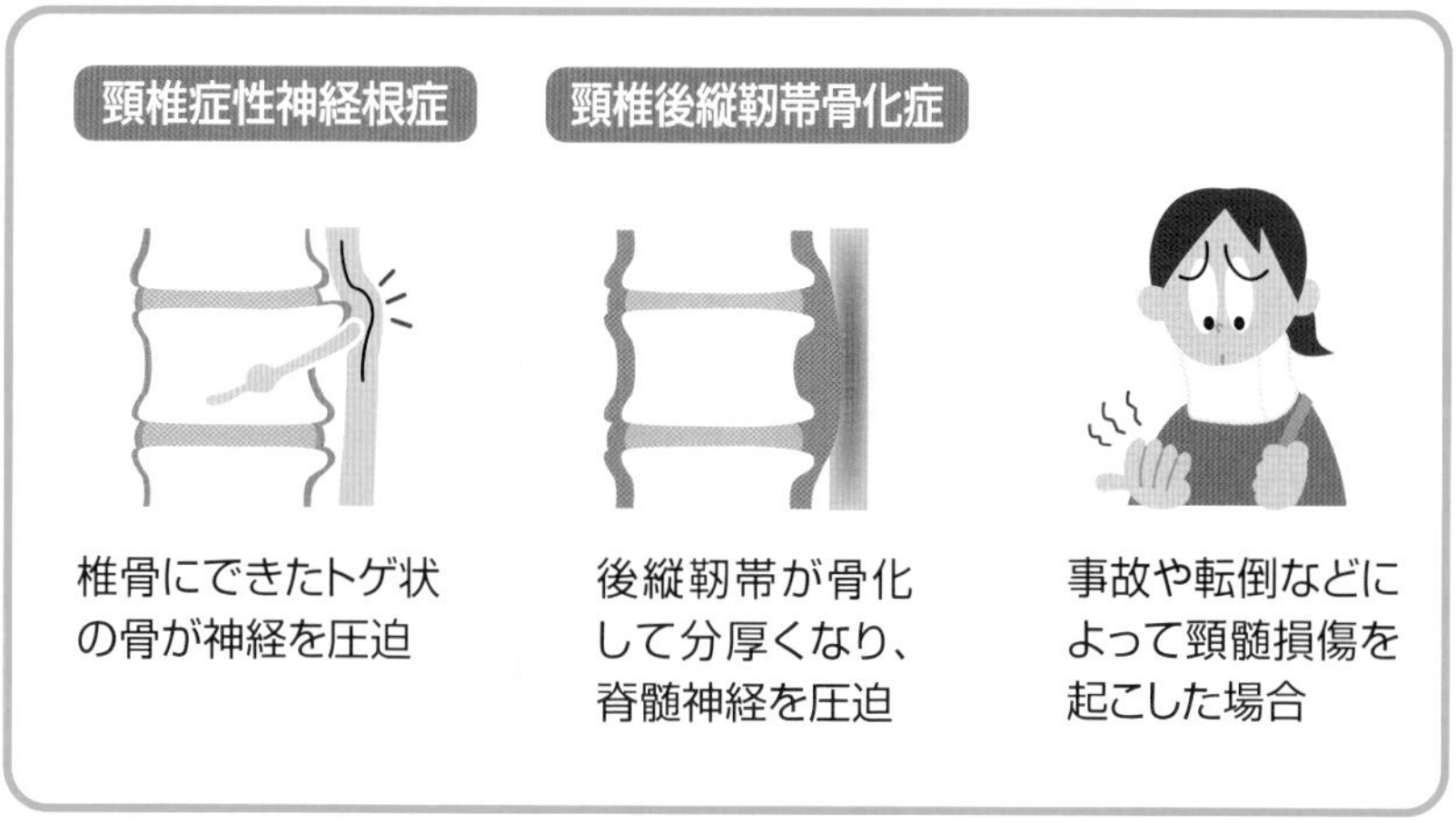
頸椎症性神経根症
頸椎後縦靭帯骨化症
椎骨にできたトゲ状の骨が神経を圧迫
後縦靭帯が骨化して分厚くなり、脊髄神経を圧迫
事故や転倒などによって頸髄損傷を起こした場合

末梢神経の障害によるしびれ

脳からまっすぐ脊髄を通っている脊髄神経は、枝分かれして末梢神経となり手足に伸びています。この末梢神経に何らかの原因で障害が起きることで、手や指にしびれが起きることもあります。「手根管《しゅこんかん》症候群《しょうこうぐん》」「胸郭出口症候群《きょうかくでぐちしょうこうぐん》」「肘部管症候群《ちゅうぶかんしょうこうぐん》」などです。

手根管症候群は、手首の靭帯が正中神経《せいちゅうしんけい》を圧迫することにより、手指にしびれが出るものです。

正中神経は手のひらの真ん中を通る神経ですが、手首では手根管という細いトンネル状の管を通っており、そこが圧迫されます。進行すると親指から薬指の親指側部分までがしびれますが、手の甲側はしびれません。手根管症候群は中年以降の女性に多く見られます。

胸郭出口症候群は、「胸郭出口」の神経が圧迫されることで、手にしびれ、ピリピリ感、痛みなどが起こります。

胸郭出口は、首から胸の間を抜け脇の下に繋がる通路であり、末梢神経や太い血管が通っています。胸郭出口症候群は、なで肩の女性や日常的に重い荷物を運ぶ人に発症しやすく、腕を上に上げたときにしびれが起きることが多いです。

肘部管症候群は、肘の小指側の内側にある「尺骨神経」が圧迫されることで、小指と薬指の小指側にしびれ、痛みが起きる病気です。

尺骨神経は、肘関節の内側にあるトンネル状の「肘部管《ちゅうぶかん》」を通っています。ここが、ケガやこぶ、スポーツによる肘の変形などで、慢性的に圧迫されたり、引っ張られたりすることで起こります。進行すると薬指や小指をまっすぐ伸ばせなくなったりすることがあります。

ほかにも、手の甲の感覚や手首の動きなどに関わる橈骨神経《とうこつしんけい》が圧迫されて親指や人差し指、中指のうしろにしびれが出る「橈骨神経麻痺」もあります。

末梢神経が障害されることで手や指にしびれが出る

末梢神経が原因となるトラブルは主に3つ

1 手根管症候群

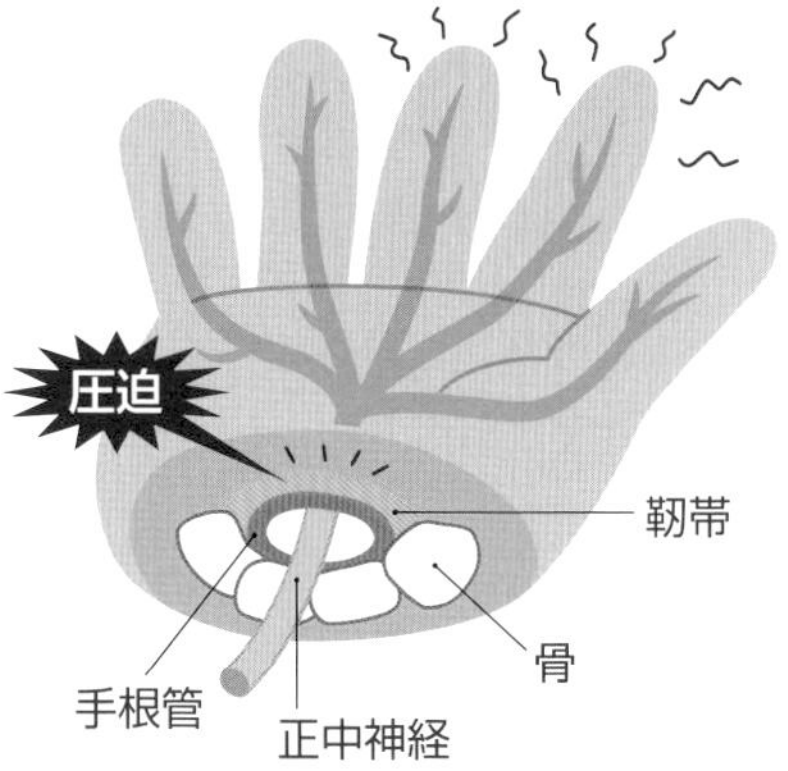
圧迫
靭帯
骨
手根管
正中神経

手首にある靭帯が正中神経を圧迫。手指にしびれが出る

2 胸郭出口症候群

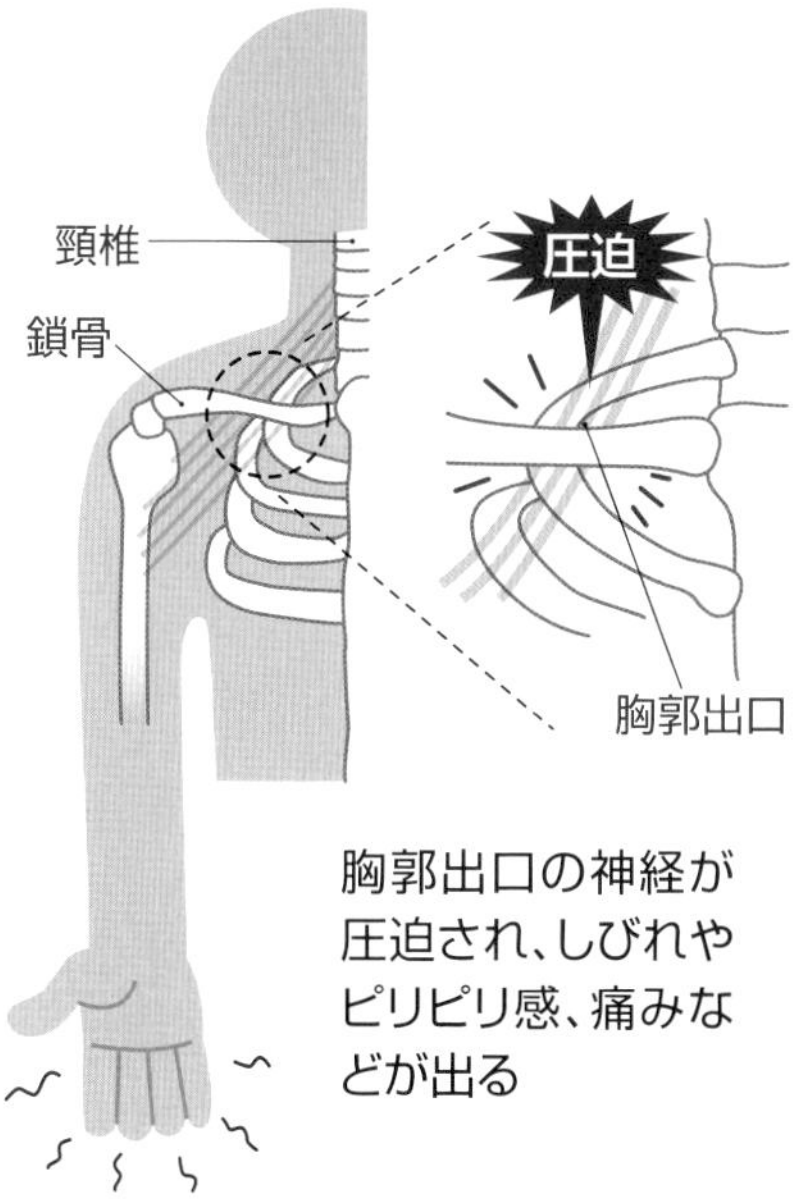
頸椎
鎖骨
圧迫
胸郭出口

胸郭出口の神経が圧迫され、しびれやピリピリ感、痛みなどが出る

3 肘部管症候群

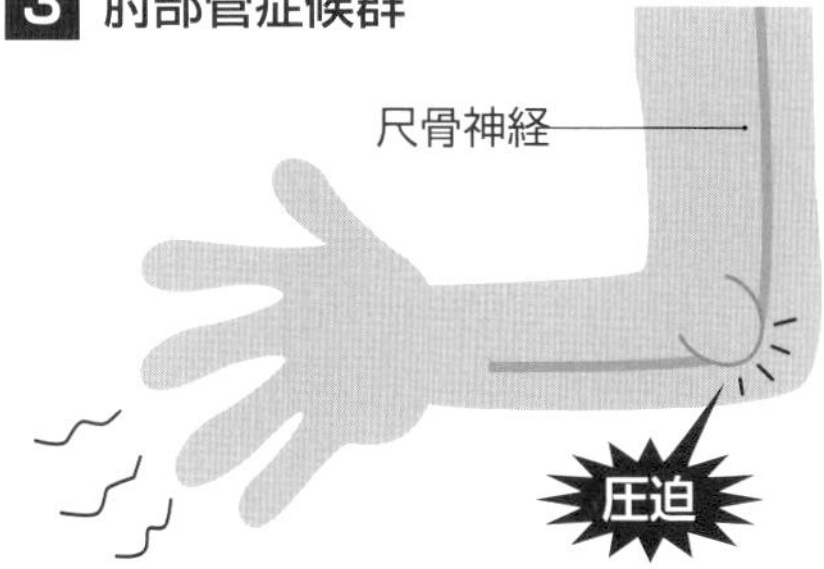
尺骨神経
圧迫

圧迫の原因はケガやこぶ、肘の変形などによるもの。小指と薬指の一部にしびれや痛みなどが出る

代謝性疾患によるしびれ

　人は食べ物を食べて生きています。これは、生命活動を維持するために、必要なさまざまな物質を体外から取り入れて利用しているということです。ただ、食べ物はそのままエネルギーとして使うことができ、身体の一部になるわけではありません。身体が使える適切な物質に変えるために、身体のなかで行われる化学反応のすべてが「代謝」です。

　糖質、脂質、たんぱく質、ミネラル、ビタミンなどの栄養素を取り入れ、必要な形に変えるのも、それをエネルギーとして活用するのも代謝です。また、身体の活動をコントロールするために各臓器からホルモンが分泌されるのも代謝です。こういった代謝に問題が生じることを代謝性疾患と言いますが、なかには手や指にしびれが起きるものがあります。

　代表的なのは「糖尿病性末梢神経障害」です。糖尿病は、インスリンというホルモンの分泌が少なくなったり、インスリンの働きが悪くなったりする病気です。インスリンは肝臓や筋肉などへの糖の取り込みを助けるホルモンですが、不足すると血液中の「血糖」が高くなります。高血糖の状態が続くと、やがて神経細胞が阻害されて、神経障害が起きてしまいます。神経障害は糖尿病の三大合併症のひとつであり、糖尿病が原因で手や指にしびれや痛みが起きることがあります。ただし、糖尿病は手根管内の屈筋腱を包む滑膜の腫れを強くして正中神経を刺激し手根管症候群を起こすことが多いことから、こちらが原因のことが多いです。悪化すると感覚が弱くなり、ケガをしても気づかないなど問題となります。

　また、「甲状腺機能障害」でも、手に症状が出ることがあります。甲状腺は脂肪や糖の代謝のほか、全身の臓器や細胞を活発にする作用がある甲状腺ホルモンを分泌しています。甲状腺ホルモンが過剰になる「甲状腺中毒症」で、手の震えが現れることがあります。

代謝性疾患で手や指にしびれが現れることがある

身体の代謝機能の乱れが、手や指のトラブルの要因に……

糖尿病性末梢神経障害

高血糖により神経細胞が阻害され、神経障害が引き起こされる。神経障害は、網膜症、腎症とならんで糖尿病三大合併症のひとつ。手指にしびれや痛みが現れることがある

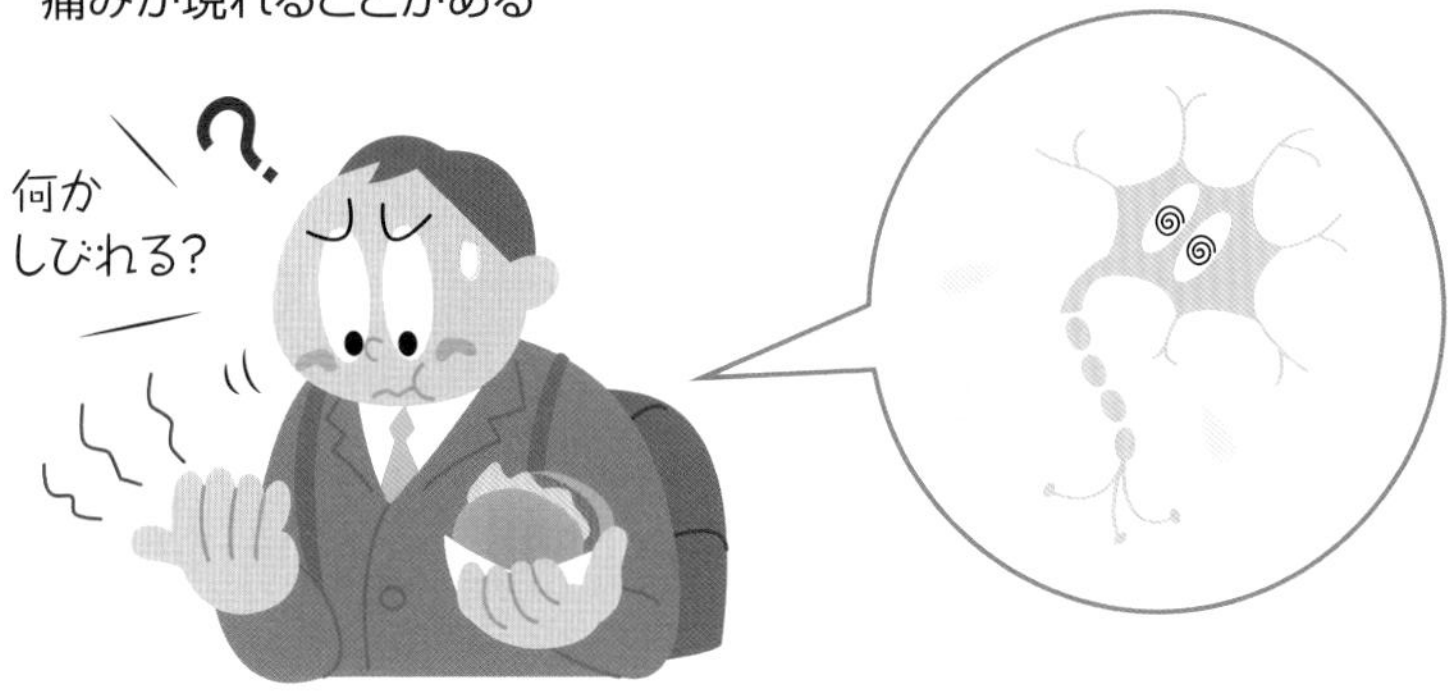
何か
しびれる？

甲状腺機能障害

甲状腺ホルモンの分泌が過剰になる「甲状腺中毒症」になると
手の震えが現れることがある

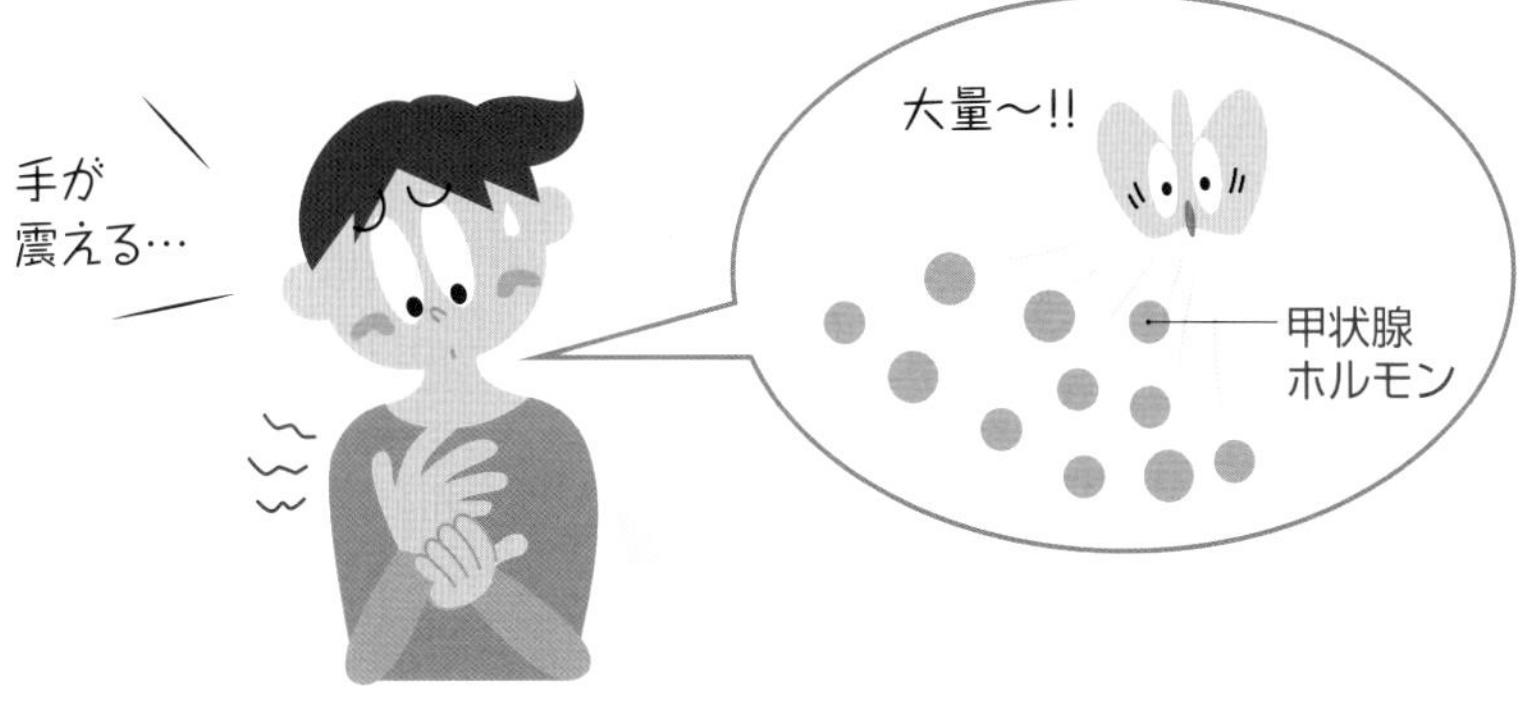
手が
震える…
大量〜!!
甲状腺
ホルモン

脳血管障害によるしびれ

手や指にしびれが起きたとき、原因がその部位にあるとは限りません。注意したいのが、脳血管障害によるしびれです。

手や指の動きや感覚は、末梢神経から脊髄神経を通って脳へと繋がり、脳のコントロールを受けています。

ところが、脳血管障害が起きると、脳の一部の機能が損なわれてしまいます。

たとえば、「脳出血」では、脳の細い血管が裂けて脳のなかに血液が溢れ出て血腫となり、脳組織を破壊したり、圧迫したりします。「脳梗塞」は、脳の動脈が詰まったり、細くなったりすることで、脳の一部が壊死します。

そうして脳血管障害によるダメージを受けた場所が手や指を司る領域であった場合、手や指のしびれとして現れます。

脳血管障害によるしびれの特徴としては、「右手だけ」「左の手足だけ」というように、身体の片側に現れやすいことがあります。

手に現れる症状としては、指先がピリピリする程度のこともあれば、力が入らない、反応が遅いといったこともあります。

また、手以外では、足や顔の半分、口の周りなどがしびれることや、頭痛やめまい、吐き気、嘔吐などを伴うこともあります。

脳血管障害で、突然手や指のしびれが起きても、5～10分程度でおさまることも多いです。

しかし、おさまったからといって安心してはいけません。脳血管障害はとても危険な病気です。脳神経内科などで専門の医師に、すぐに診てもらう必要があります。

この他にも脳腫瘍や脳挫傷が原因となることもありますし、脳血栓症の前兆で手や指のしびれが起きることもあります。

脳の一部が障害されることで手や指にしびれが現れる

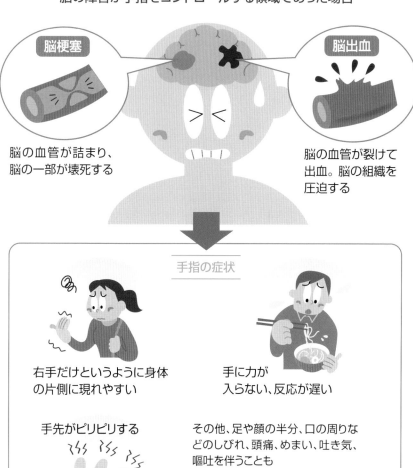

脳の障害が手指をコントロールする領域であった場合

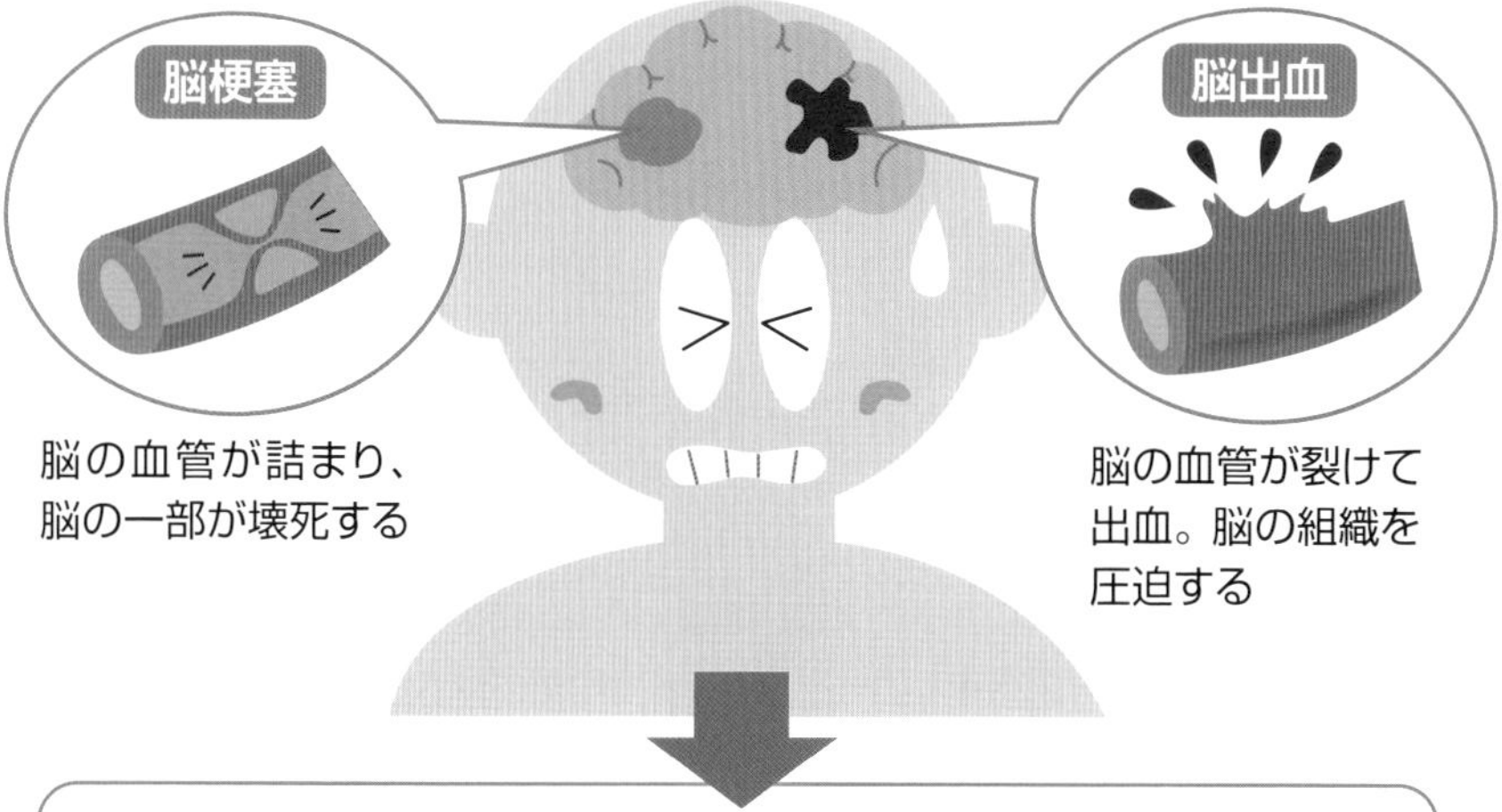

脳の血管が詰まり、
脳の一部が壊死する

脳の血管が裂けて
出血。脳の組織を
圧迫する

手指の症状

右手だけというように身体
の片側に現れやすい

手に力が
入らない、反応が遅い

手先がピリピリする

その他、足や顔の半分、口の周りな
どのしびれ、頭痛、めまい、吐き気、
嘔吐を伴うことも

症状が5～10分程度
でおさまっても安心し
ないで、すぐに受診を!!

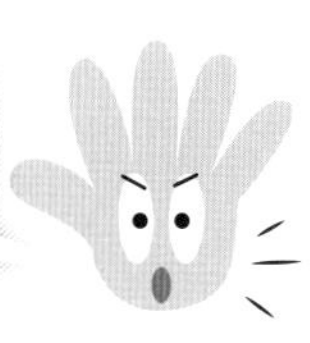

痛みや腫れ、しびれを我慢せず、専門医を受診する

原因を見つけてトラブルを改善する

　手や指に痛みや腫れ、しびれを感じたときは、無理をしたり、我慢をしたりしないで、病院を受診することが大切です。「これぐらい大丈夫」「我慢できる痛みだ」などと思い、放置しておくのはよくありません。理由はいくつかあります。

　まず、手や指のトラブルの原因が、他の部位に障害や病気があって引き起こされている可能性があり、他の病気が隠れているかもしれないことです。なかには、脳卒中や脊髄神経の障害など、重篤な病気が疑われることもあり、すみやかに原因を見つけて治療しなければならないこともあります。

　痛みや腫れが軽いからと放置している間に、手や指の症状が進行してしまうのもよくありません。多くの病気において、初期の段階では治療しやすくても、進行すると治療が難しくなり、予後も悪くなりがちです。特に関節は、トラブルがあるのに動かしてしまうと悪化するケースが多いです。手指は毎日の生活で必ず使うものです。痛みやしびれ、腫れ、動きの悪さといった違和感があれば、早めに原因を見つけて治療にかかることが鉄則です。

　痛みが続くことが体に与える悪影響も考えなくてはいけません。急な痛みというのは体に異常があるという信号ですが、それが続くと痛みを感じるシステムに変化が起きてしまい、痛みに過敏になって、慢性化しやすくなることがわかっています。また、痛みのシグナルは脳にとってストレスとなり、機能を低下させます。痛みは我慢するものと考えたり、つい症状を軽く考えたりするかもしれませんが、自分の身体を守るのは自分だということを忘れないようにしましょう。

気になる痛み、腫れ、しびれがあるときは、早めに受診を!!

早めの受診のメリットは……

1 原因となった病気の発見

2 早期の治療

3 痛みの慢性化を予防

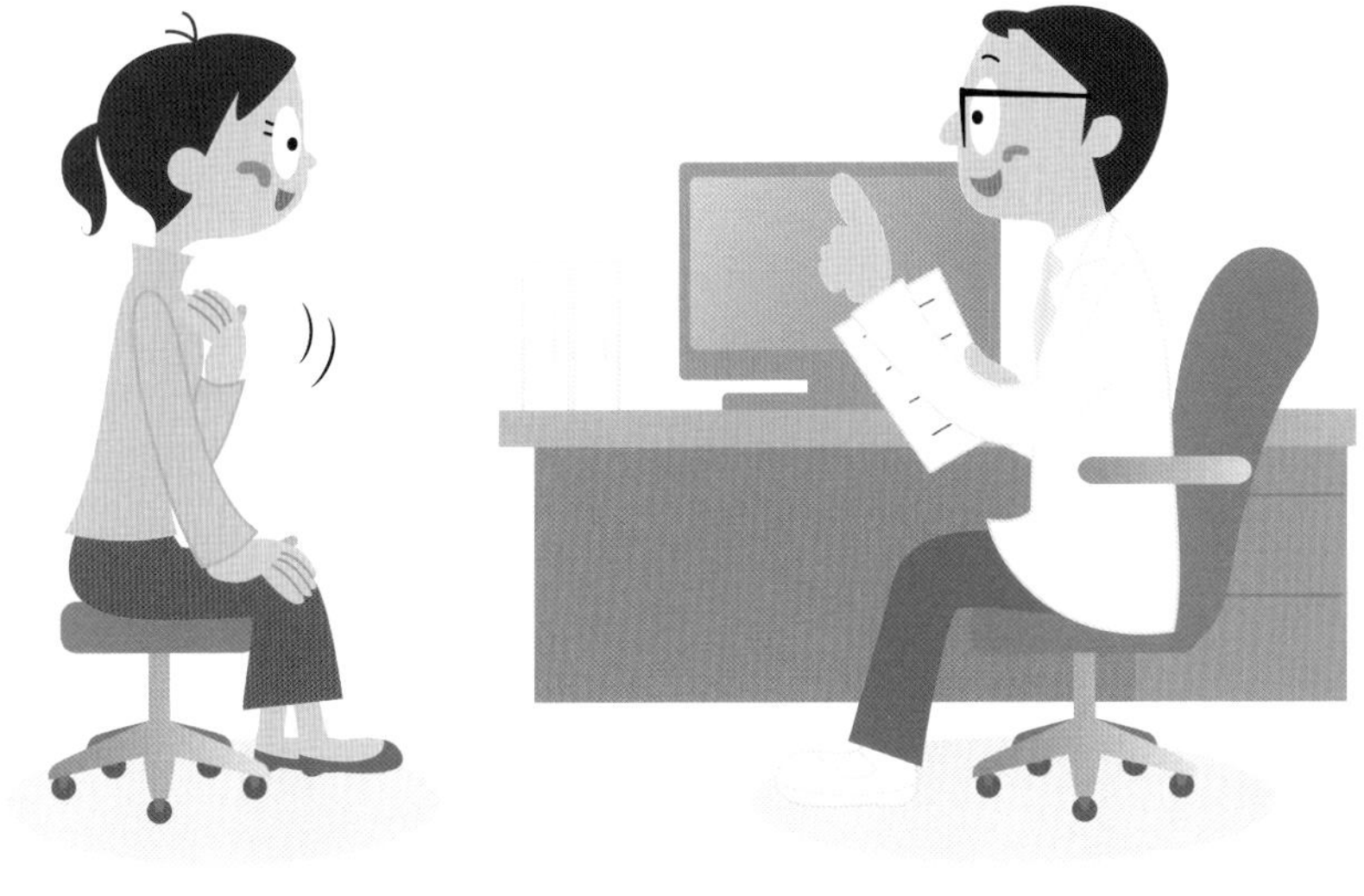

「これぐらい」「大げさかもしれない」と悩む必要はありません。大切な手と指を守るために、一歩を踏み出しましょう。

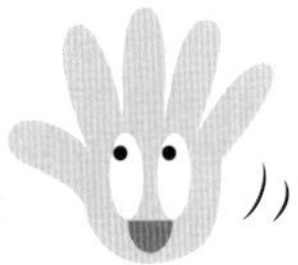

column

心因性疼痛

手指のケガや病気などに適切な治療をしたあとも痛みが軽減されない、あるいは手指に原因となるような不具合がないにも関わらず、痛みを感じてしまうケースがあります。そうしたケースでは、さまざまな検査を行っても明らかな異常が見つからず、痛み止めの薬なども症状の軽減につながらないことがあります。

こうした痛みのなかに、精神的な原因により痛みが起きている「心因性疼痛」と呼ばれるものがあります。不安や抑うつ、不眠などが背景にあり、患者さんが痛みを訴えるのです。

もっとも、心因性とは〝気のせい〟を意味するわけではありません。患者さんは、本当に痛みを感じて辛い思いをしています。

不安な気持ちがあると、痛みを感じる神経細胞の感受性を低くする物質が減ることがわかっています。つまり、不安があるときに痛みを強く感じることは珍しいことではないのです。

医療機関では、こうした場合、痛みの原因としてほかの病気が隠れていないかを十分に調べたうえで、必要に応じて精神科などと連携して治療に当たることもあります。

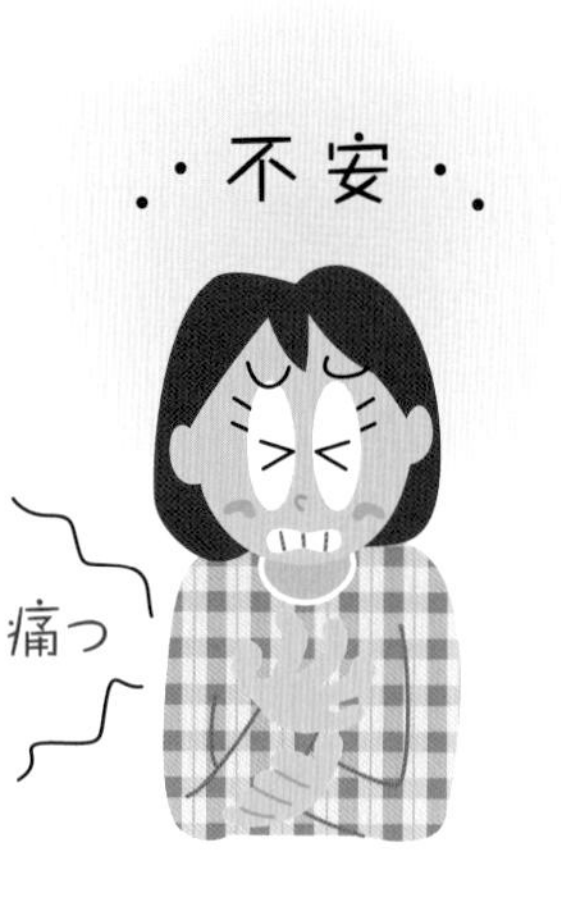

第2章

変形や痛みを起こす手と指のトラブル

手指のトラブルのなかでも、変形や痛みに悩まされるタイプの病気があります。本章では、それぞれの発症のしくみや治療について紹介します。

痛みや腫れを起こす変形性関節症

変形性関節症は手や指だけでなく全身に起きる病気

手や指のトラブルにはさまざまな病気がありますが、なかでも多いのが変形性関節症です。

変形性関節症とは、関節に腫れや痛みが生じて、やがて関節が変形してしまう病気です。全身の関節で起きますが、特に膝や股関節、肩、肘、足など、日常的によく使い、負担のかかる関節で発症することが多いです。

変形性関節症には、一次性のものと二次性のものがあります。一次性変形性関節症は、はっきりした原因がなく、使い過ぎや加齢などにより発症するもので、二次性変形性関節症は、感染症やケガといった別の疾患から引き起こされるものです。

変形性関節症は、関節の軟骨が傷んですり減ってしまうことから始まり、次第に周囲の組織も傷ついていきます。関節の滑膜で慢性的に炎症が起き、関節包で線維化が進みます。痛みのほか、関節の動かしづらさなども感じるようになります。

さらに進行すると軟骨が減ることで骨同士がぶつかるようになり、その刺激で骨棘《こつきょく》というトゲ状の余計な骨ができます。こうなると痛みがより強くなり、関節の変形も進んで外から見てもわかるようになります。

変形性関節症は、はじめは違和感がある程度でも、生活のなかで負担がかかる状態のまま悪化していくと痛みや腫れがひどくなります。手の変形性関節症の場合は、手や指を動かしにくくなることで生活に支障をきたすようになります。

手で起こる変形性関節症は、生じる部位によってヘバーデン結節《けっせつ》、ブシャール結節、母指CM関節症と呼ばれます。

変形性関節症は関節に痛みや腫れ、変形が起きる病気

■ 変形性関節症の発症の原因 ■

一次性のもの

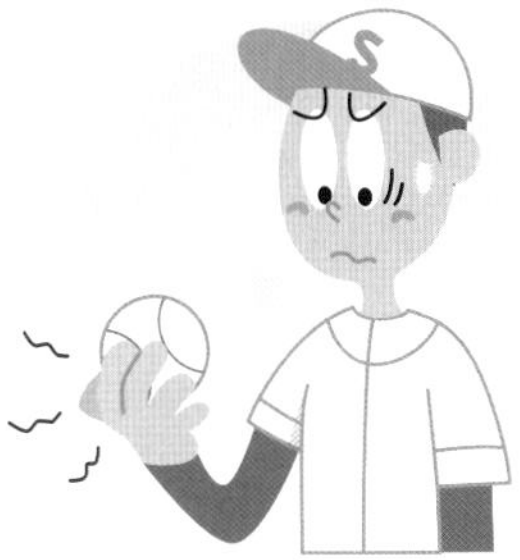

手の使い過ぎによるもの

加齢によるもの

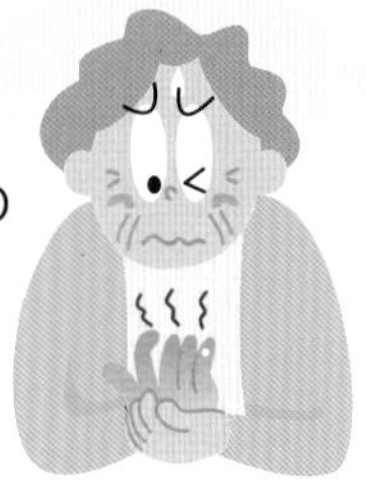

二次性のもの

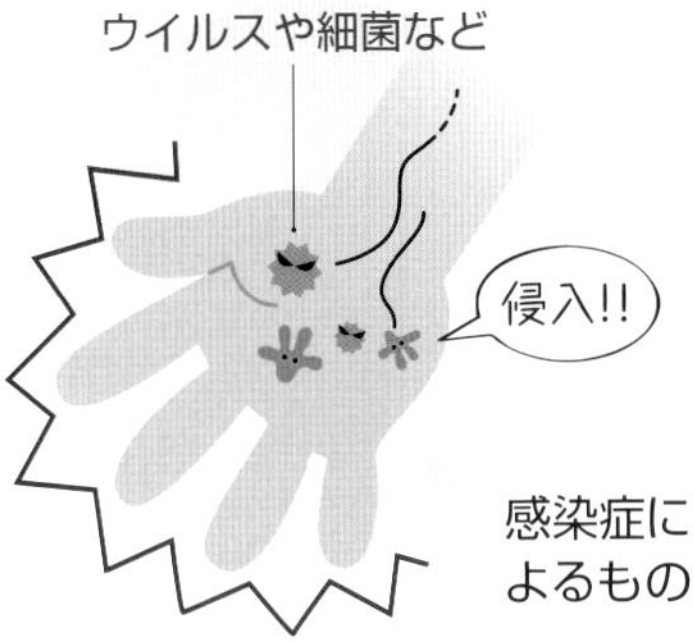

感染症によるもの

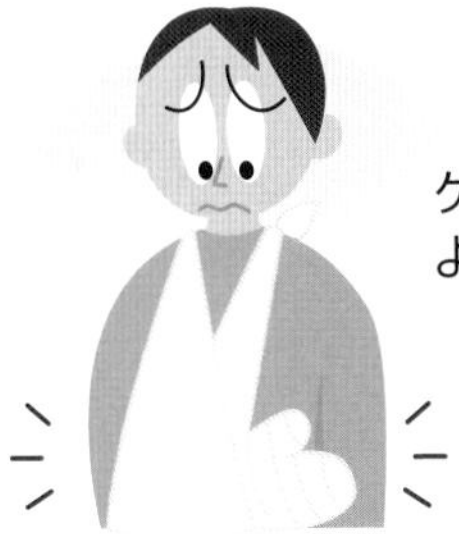

ケガによるもの

手で起こる変形性関節症はヘバーデン結節、ブシャール結節、母指CM関節症があります。

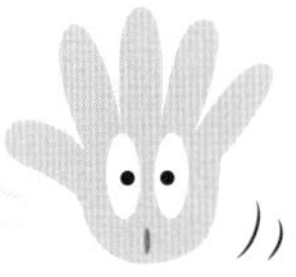

指のDIP関節にトラブルが起きる「ヘバーデン結節」

ヘバーデン結節の原因と症状

手で起こる変形性関節症は、生じる部位によっていくつかの病名があり、ヘバーデン結節もそのひとつです。

ヘバーデン結節は、指のDIP関節に痛みや腫れが生じ、やがて変形したり、曲がってしまったりする病気です。

手の変形性関節症のなかでもヘバーデン結節は頻度が高く、特に日本人は発症が多いとされています。

痛みや腫れ、変形が起きるのは人差し指から小指ですが、親指に起きることもあります。発症した関節が赤く腫れたり曲がったりして、動きが悪くなることが多く、関節の動きが悪くなると、指を強く握るのが難しくなることもあります。

ヘバーデン結節では、指の変形の程度はさまざまで、あまり変形しない人もいます。また、病気の進行とともに、ミューカスシストと呼ばれる水膨れのような粘液嚢腫《ねんえきのうしゅ》というものができることもあります。

ヘバーデン結節の原因は、手を使いすぎることによって関節内の軟骨がすり減ったり、加齢によって軟骨がもろくなったりすることが考えられています。また、ヘバーデン結節の患者さんは、女性が男性の約10倍も多く、特に40歳以降に増えていきます。こうしたことから女性ホルモンの減少が関わっていることも指摘されています。

もっとも、よく使われる〝利き手〟に発症が多いわけではありません。そのため、原因がはっきり解明されているとは言えません。肥満や痛風なども、発症のリスクを高めるとされています。

ヘバーデン結節は変形性関節症のひとつ

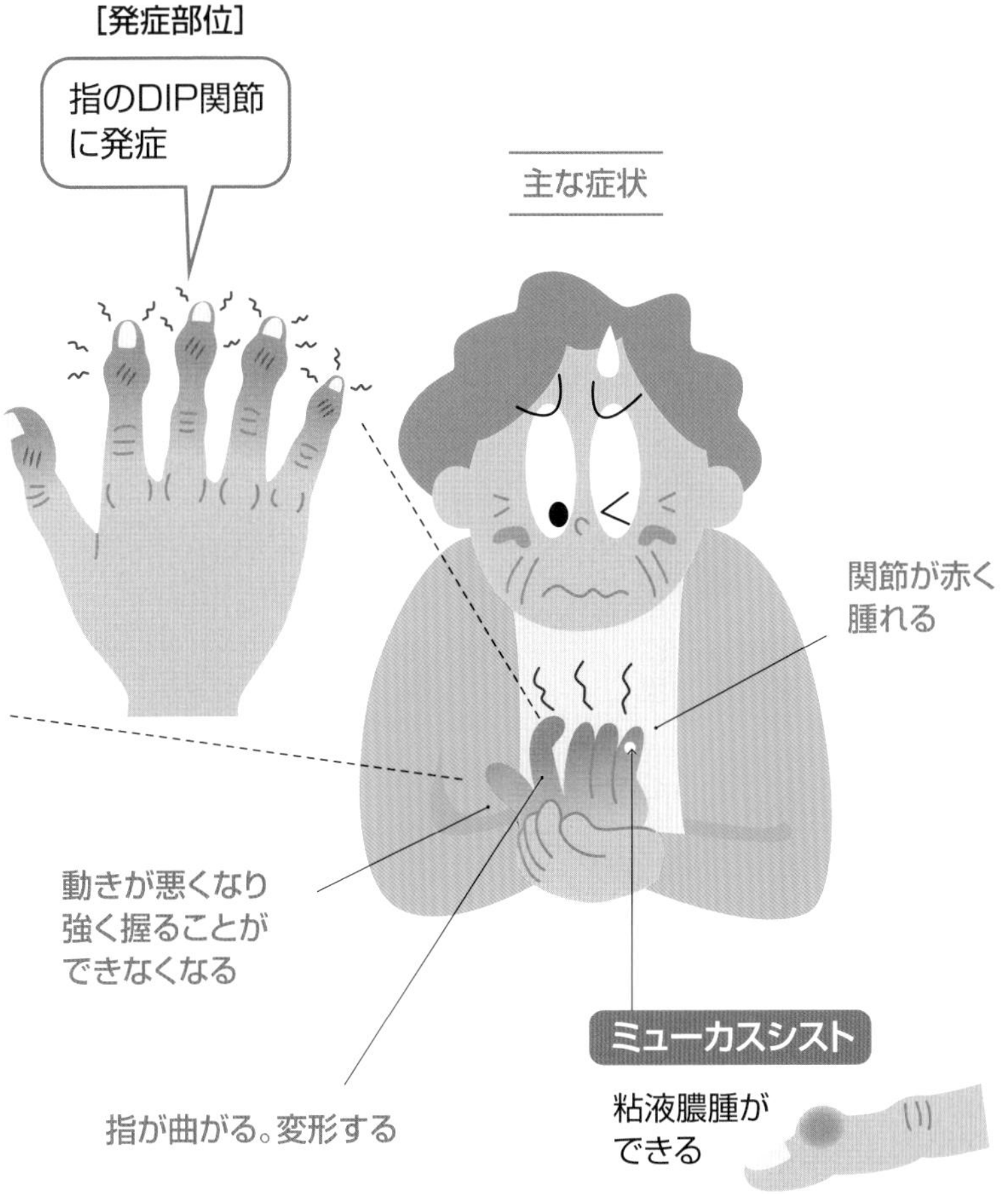
[発症部位]
指のDIP関節に発症
主な症状
関節が赤く腫れる
動きが悪くなり強く握ることができなくなる
ミューカスシスト
粘液膿腫ができる
指が曲がる。変形する

男女別の発症では女性が男性の約10倍。女性ホルモンの減少が深く関わっているとされています。

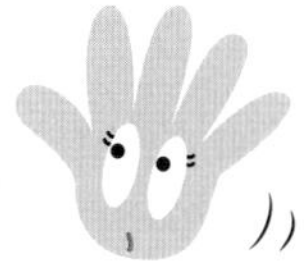

病気の進行過程

ヘバーデン結節の進行は、関節のなかの軟骨が破壊されることから始まります。

関節で骨と骨が直接ぶつかるのを防ぐクッションの役割をしている軟骨が、少しずつすり減っていきます。そうして、関節の適合が悪くなり、不安定性を生じて、滑膜に炎症が起きます。もっとも、初期の段階では、指を使う作業をしたときに痛みを感じる程度で、レントゲン検査でも異常が見つからないことが多いです。

やがて、関節の両側や背側にこぶ（結節）ができるようになります。この〝こぶ〟は押すと痛みがあります。そのため、この段階で「指が痛い」「関節が腫れている」「指が動かしづらい」などと気づく患者さんも多いです。レントゲン検査をしてみると関節の隙間が狭くなっていたり、関節の縁にトゲ状の骨（骨棘）ができていたりするのがわかります。

また、DIP関節の背側が水脹れのようになることもあります。これはミューカスシストといい、なかに粘液が詰まっています。このミューカスシストのために、爪の栄養が悪くなり、爪が変形してしまうこともあります。

炎症がひどいときは、手を使わなくても痛みを感じるようになりますが、症状がさらに進行すると、関節が少しずつ曲がっていき、指が動かしづらくなっていきます。こうした段階まで進むと、痛みで手を強く握ることができなくなったりもしますが、そこからさらに指の変形がひどくなると、逆に痛みはおさまっていきます。もっとも、痛みの出方には個人差があります。あまり痛みがないまま病気が進行してしまうこともあります。

なお、ひとつの関節に腫れや痛みが起きても、半年から1年で自然と治ることがありますが、この場合、再び腫れや痛みが起きて病気が進行し、10～15年かけて全部の指で変形が起きることが多いです。

ヘバーデン結節は徐々に進行する

関節で軟骨がすり減る
滑膜に炎症が起こる

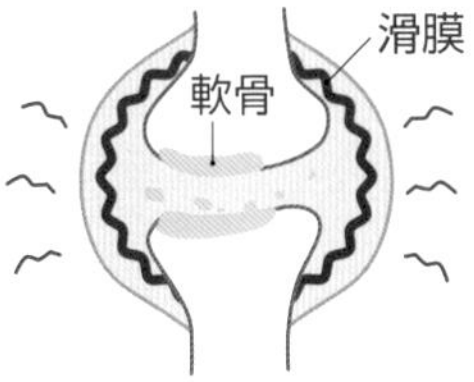

↓

手指を使ったときに痛む
レントゲンでは異常が見つからない

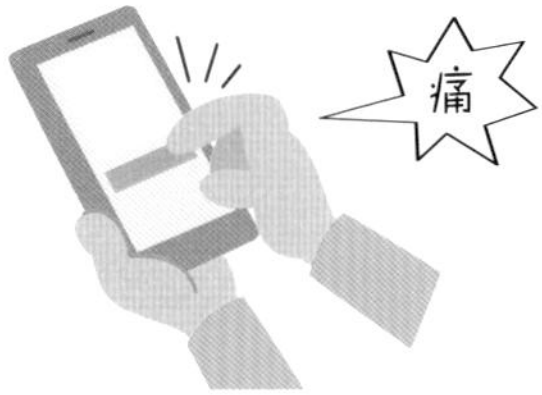

↓

関節にこぶ。痛みや動かしづらさ
レントゲンで異常が確認できる

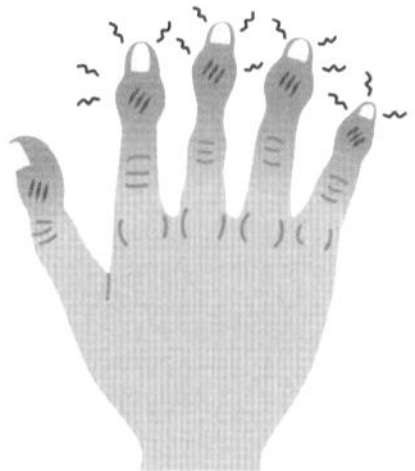

↓

指が変形していく
ミューカスシストできることも
日常的に痛む

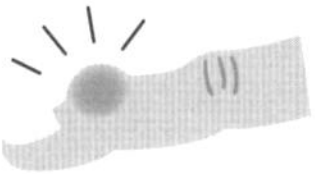

↓

指の変形が進む
痛みがおさまる

変形の程度はさまざま。あまり痛みのない人も

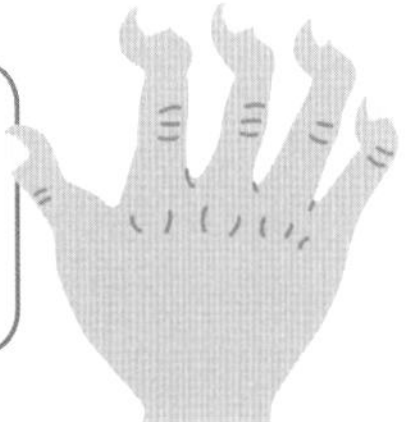

受診における問診と検査

ヘバーデン結節の患者さんが病院を受診するときは、DIP関節に痛みや腫れ、違和感があるケースが多いです。

病院では、医師による問診・触診で痛みの程度や動きの不自由さなどのチェックが行われ、必要に応じてレントゲンなどによる検査も行われますが、的確な問診に繋がるように、受診前にあらかじめ次のようなことを整理しておくといいでしょう。

まずは「痛みの強さ」や「痛みのある期間」、痛みが起こったのが初めてでない場合は「どのように消え、再び痛み始めたのはいつ頃か」など症状についてです。

もっとも、ヘバーデン結節では痛みがない場合もあります。その場合は、腫れや動きの違和感などを伝えるようにしましょう。

また、家族にヘバーデン結節などの変形性関節症を患った人がいる場合は、そのことも伝えましょう。ヘバーデン結節は遺伝病ではありませんが、家族は体質が似ているために発症しやすい傾向にあるからです。

問診の後には、レントゲン検査や超音波検査、必要に応じてMRI検査などの画像検査が行われます。

レントゲン検査では、X線で関節の状態が撮影されます。指の関節は小さいため、骨の細かい病変までわかるレントゲン検査は重要で、レントゲン検査で得られる画像によって、骨が破壊されていないか、骨棘ができていないか、骨の並び方や組み合わせに異常がないかなどがわかります。

超音波検査やMRI検査では、レントゲン検査ではわからない柔らかい組織を確認します。関節の腱の状態や関節に起きている炎症の様子などが調べられます。

ヘバーデン結節の検査

■ 検査の流れ ■

問診

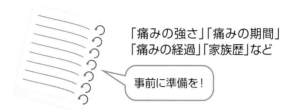

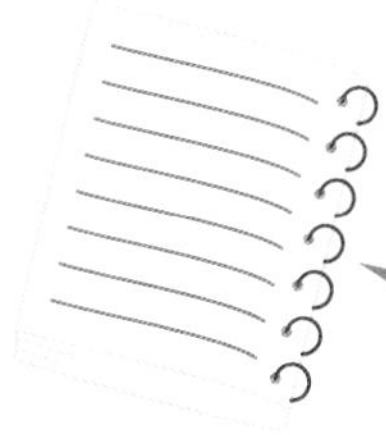

「痛みの強さ」「痛みの期間」
「痛みの経過」「家族歴」など

事前に準備を！

画像検査

レントゲン検査

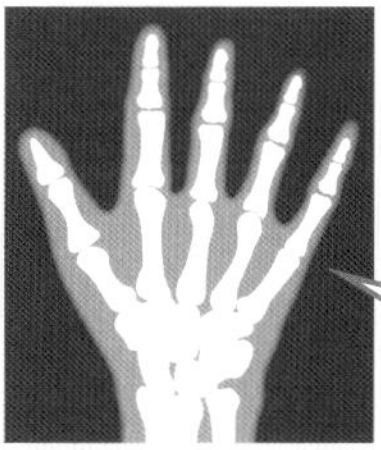

X線で指の関節を正面と側面から撮影。画像から、骨の状態を確認

「骨棘は?」「骨と骨の隙間は?」「骨の破壊は?」

超音波検査

超音波を体内の組織に当て、反射波を映像化して行う検査。腱、炎症の様子などを調べる

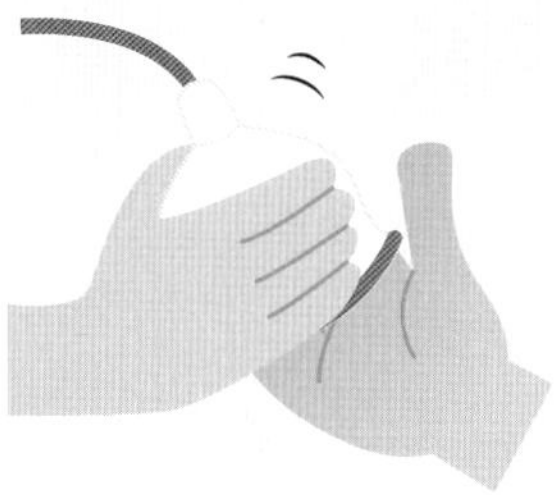

ヘバーデン結節の治療の基本は保存療法

ヘバーデン結節と診断されたら、大切なのは患部を安静にすることです。ヘバーデン結節の症状は、手や指の使い過ぎから発生していると考えられるので、なるべく休ませるのです。特に、痛みのあるときは患部に炎症が起きているので、関節に負担をかけているとさらなる刺激となってしまいます。休ませることが大切です。

治療は進行度にあわせて行われますが、テーピングや薬物療法、リハビリテーション、生活指導といった保存療法が基本となります。

テーピングは、関節を安静にするために行われます。医療用テープで関節を固定し、指を使ってしまうことによる刺激を減らすことで炎症を鎮めます。

薬物療法では、痛みや腫れを抑えるために、湿布や鎮痛効果のある塗り薬が使われます。また、痛みが強いときには、非ステロイド性抗炎症薬（ＮＳＡＩＤｓ）などの内服薬が処方されることや、炎症を抑えたいときにステロイドが注射されることもありますが、副作用の危険性もあるため、長期間は使用できません。

この他、更年期で身体のバランスが乱れているようなときに「桂《けい》枝《し》茯苓丸《ぶくりょうがん》加《か》薏苡仁《よくいにん》」や「桂《けい》枝《し》加《か》朮《じゅつ》附《ぶ》湯《とう》」などの漢方薬が効果的なこともあります。

また、患部を休ませることは基本ですが、完全に動かさなくても病気が進行してしまいます。そのため、無理のない範囲で動かすリハビリテーションが行われることもあります。

その他、物を持つときや指で叩くときなどに、なるべく指先に負担をかけないようにするための生活指導が行われることもあります。たとえば、ペットボトルなどの蓋を開けるといった動作は、関節の負担になるといっても、禁止しては日常生活に支障をきたします。力の入れ方の工夫や、便利な道具を使うことで、関節への負担を軽減します。

ヘバーデン結節の治療では手指を休ませることが大切

■ ヘバーデン結節の保存療法 ■

テーピング

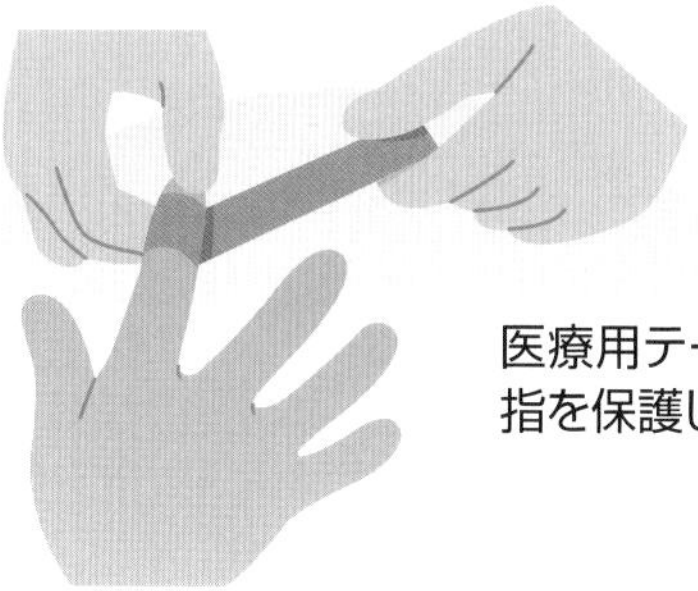

医療用テープで関節を固定、指を保護し炎症を抑える

薬物療法

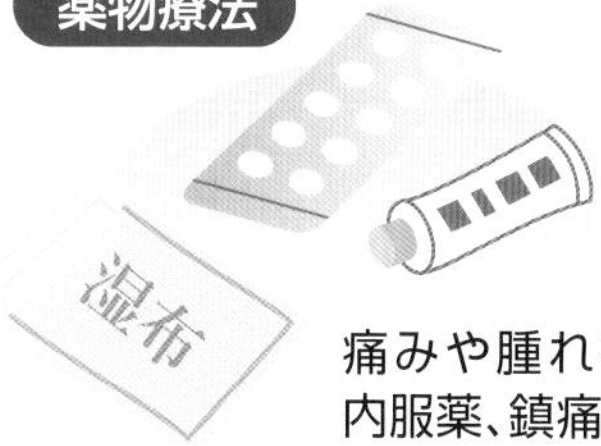

痛みや腫れを抑える内服薬、鎮痛効果のある湿布や塗り薬など

リハビリテーション

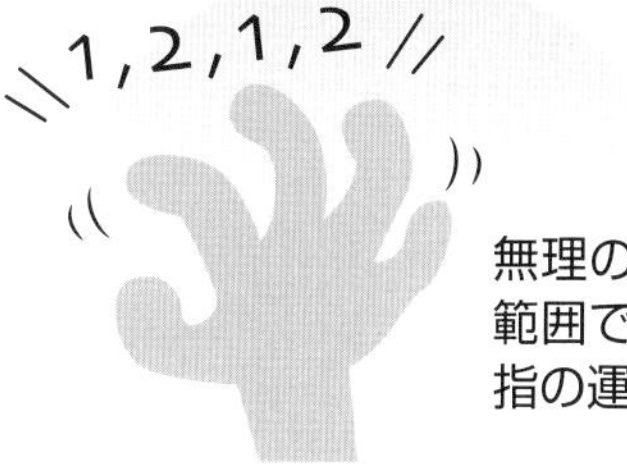

無理のない範囲での手指の運動

生活改善指導

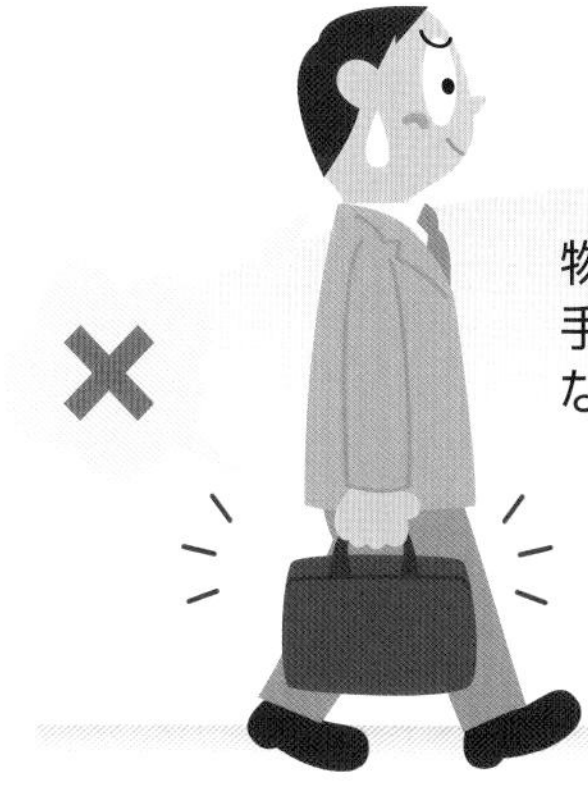

物を持つときなど、手指に負担をかけない工夫を指導

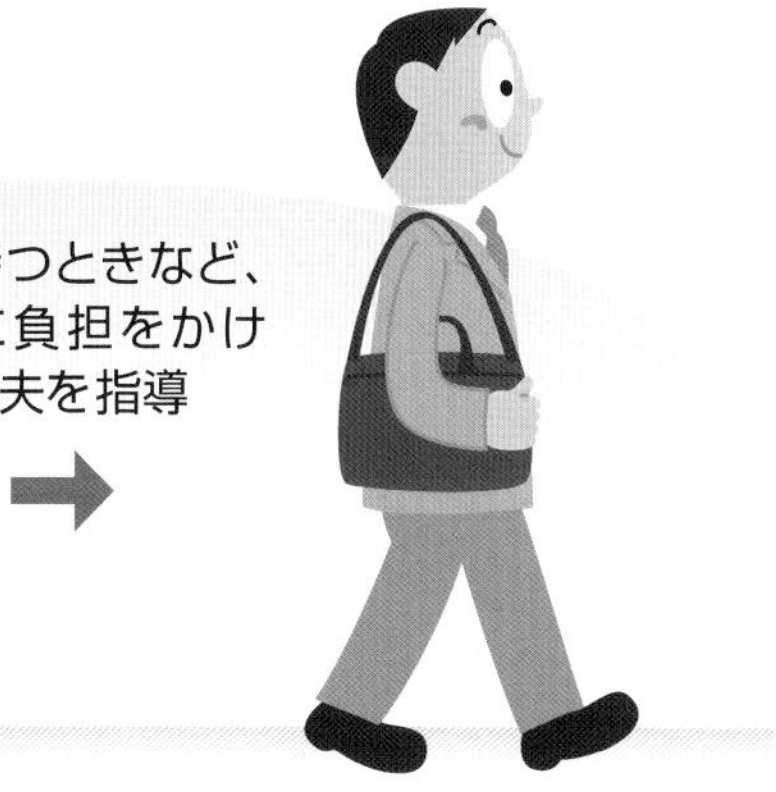

ヘバーデン結節の手術療法

ヘバーデン結節で手術療法を選択することはあまりありません。しかし、関節の変形がひどくて生活に支障をきたす場合や、保存療法を行っていても痛みが強い場合には手術を考えます。手術には「関節形成術」と「関節固定術」があります。

関節形成術は、関節の骨と骨の隙間が比較的残っている場合に選択する手術です。このうち痛みの原因となっている骨棘を削り取る「骨棘切除術」は骨棘自体が伸筋腱の下にあり、削り取る量が限られるため、効果も限定的です。

関節固定術は、関節の変形が進んでいる場合に選ぶことが多い手術です。軟骨と変形した骨の一部を削ったのち、骨をワイヤーやスクリュー（骨内埋没型）で固定します。本来ばらばらの骨同士を固定するので、手術後は指が曲がらなくなります。しかし、痛みはなくなり、指を安定して使えるようになります。指はつまむといった動作をはじめ、日常生活のなかで欠かせない動作を担っています。そのため、それほど曲げることが重要でないDIP関節は、可動性よりも安定して力を入れて使えることを選ぶということです。特につまむ動作に必要で、曲がらなくても機能にそれほど問題のない人差し指に、関節固定術を行うことが多いです。

その他、ヘバーデン結節の炎症で骨が破壊されていく〝びらん〟ができるタイプで、この場合も関節固定術が選択されます。

また、関節形成術や関節固定術と同時に、ミューカスシストの切除も行われる場合があります。水脹れのようになったミューカスシストは、そのままにしておくと皮膚が薄くなって、破れることがあります。それが原因となって感染が生じるといった危険性もあるため、ミューカスシストの自壊が何度も繰り返される場合に行われます。

ヘバーデン結節の手術方法は主に2種類

1 関節形成術

骨と骨の隙間が比較的残っている場合に選択。骨棘を削り取る

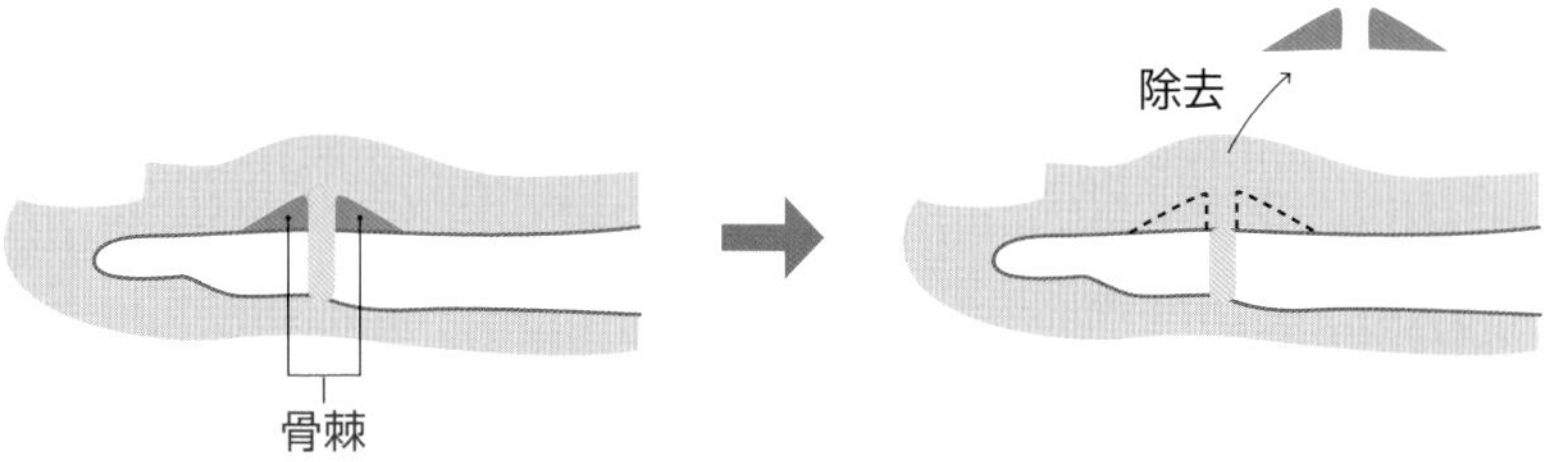

2 関節固定術

軟骨と変形した骨の一部を削ったのち、骨をワイヤーやスクリューで固定する手術。痛みはなくなり、指を安定して使えるようになる

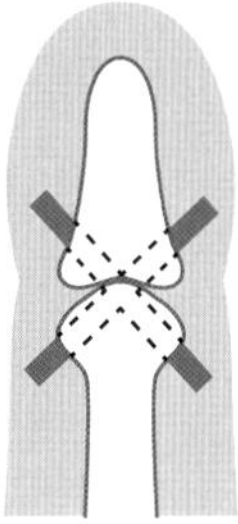

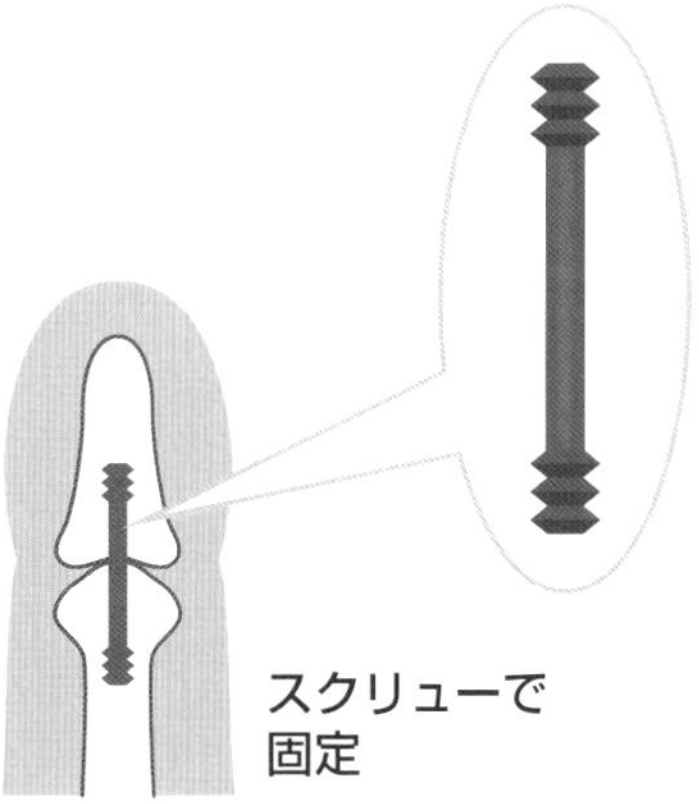

指のPーP関節にトラブルが起きる「ブシャール結節」

ブシャール結節の原因と症状

ブシャール結節も手の変形性関節症のひとつです。へバーデン結節では症状が起きるのは指のDーP関節でしたが、ブシャール結節ではPーP関節に起きます。関節に痛みや腫れなどが起きて、進行すると変形したり、指が曲がったりするのは、へバーデン結節と同様です。ただ、指のPーP関節はDーP関節に比べて、曲げる必要がある動作が多いので、ブシャール結節によって痛みが生じたり、腫れることで力を入れづらくなったりすると、生活のなかで困るシーンが増えてしまいます。

たとえば、物をつまむ、ドアノブを握る、字を書く、手すりをつかむ、タオルを絞る、ボタンをかけるなど、手を動かす動作を思い返してみるとPーP関節をよく曲げていることがわかると思います。

ブシャール結節の原因については、へバーデン結節と同様にはっきりとは解明されていません。40歳以降の女性に発症することが多いですが、手を使い過ぎる生活習慣や加齢、女性ホルモンの減少などが関わっていると考えられています。

なお、ブシャール結節は手指がこわばったようになることもあり、関節リウマチと勘違いをする人も多いですが、ブシャール結節と関節リウマチの違いで比較的わかりやすいのが、左右の手を比べることです。ブシャール結節は片手ないしは両手でも非対称に症状が出ますが、関節リウマチは左右対称に症状が出る傾向があります。もっとも、血液検査やX線検査を行っても鑑別が困難な場合があります。適切な治療を受けるためにも、気になる症状が見られたら、自己判断せずに専門医を受診するようにしましょう。

生活が不便になる!?　ブシャール結節

ブシャール結節はPIP関節に症状が起こる

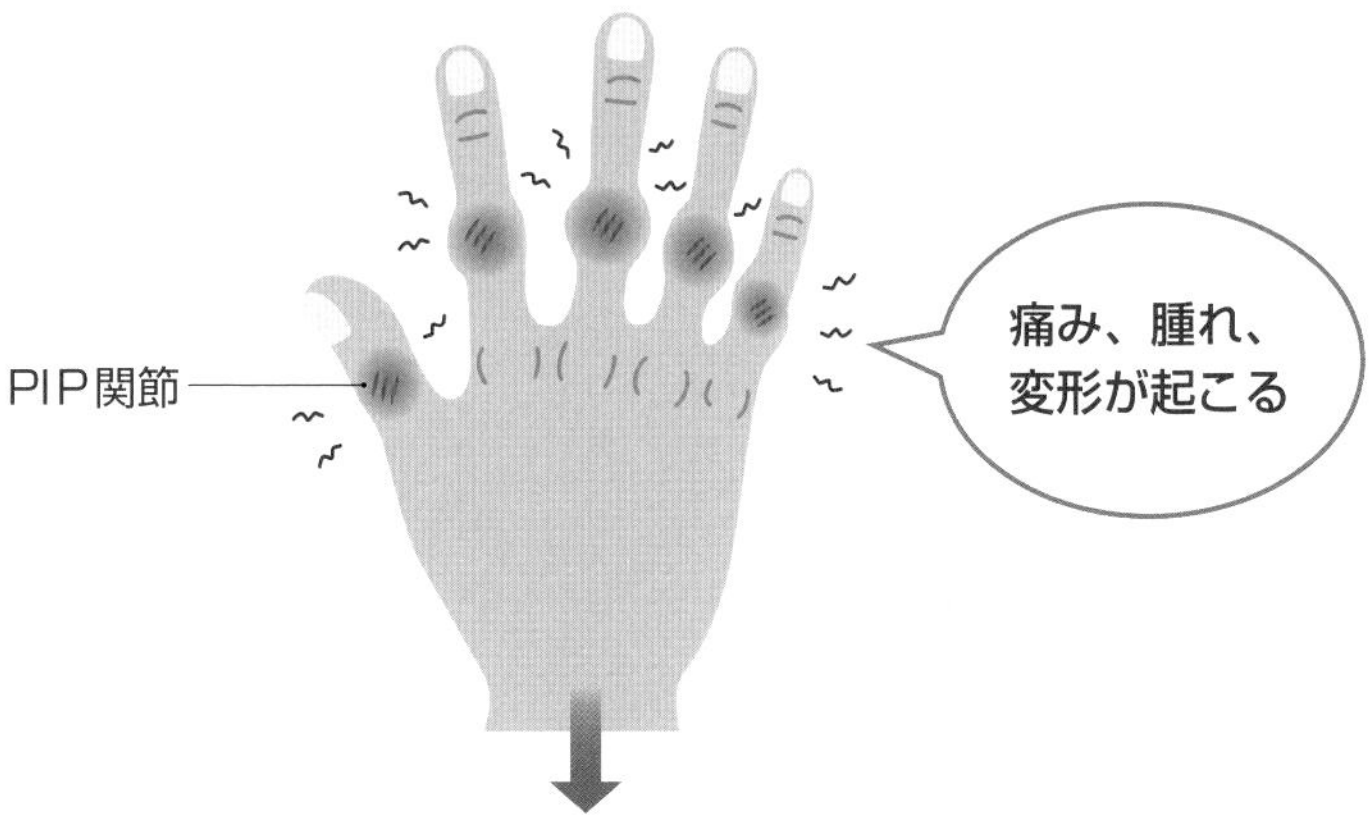
PIP関節
痛み、腫れ、
変形が起こる

PIP関節は曲げる動作の多い関節。生活のなかで
困るシーンが増えることも……

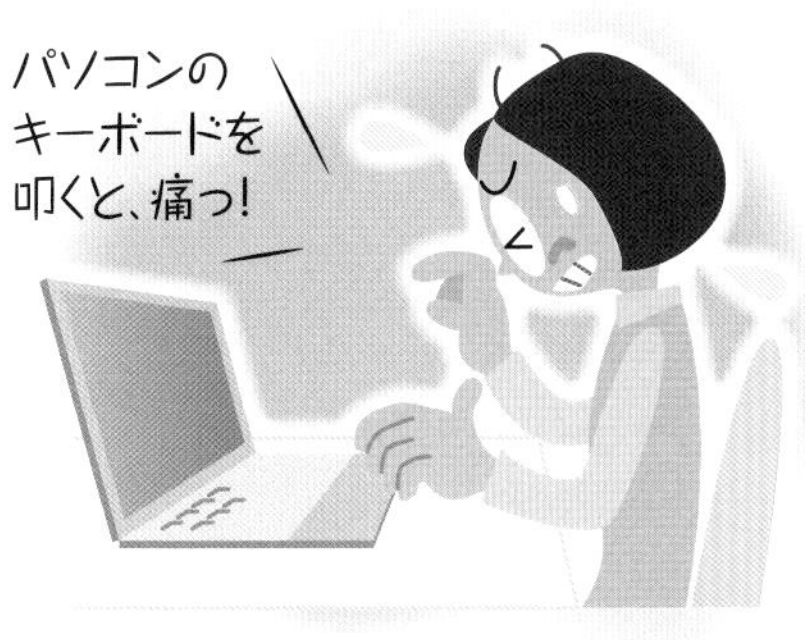
パソコンの
キーボードを
叩くと、痛っ!

〝叩く〟〝つまむ〟
〝握る〟〝字を書く〟
などの動作に困る

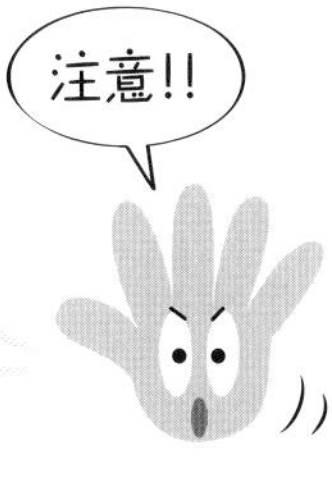
注意!!

ブシャール結節は関節リウマチ
と間違えやすい。自己判断せず、
専門医に受診を!!

ブシャール結節の検査と治療

ブシャール結節の診察では、医師による問診・触診の後、レントゲン検査など画像検査や血液検査が行われます。

問診では、へバーデン結節と同じように、痛みや腫れの強さ、発症した時期、継続している期間といった症状に関することのほか、家族歴、またスポーツや仕事をはじめ日頃どのくらい手を使う生活をしているかといったことを伝えるようにしましょう。

レントゲン検査では、骨同士の隙間や骨がどの程度破壊されているか、骨棘ができていないかといったことが確認され、必要に応じてMRI検査や超音波検査で、関節の軟骨や腱の状態、炎症の様子などが調べられます。また、先ほどお伝えしたとおり、ブシャール結節は関節リウマチと症状が似ています。その鑑別のために血液検査も行われます。

ブシャール結節の治療は、保存療法が基本となります。痛みや腫れがあるときは、テーピングや装具で関節を固定し、それ以上負担をかけないようにします。また、腫れがひどい場合は、湿布や塗り薬が使われ、痛みが強い場合には、内服の鎮痛薬や前述の漢方薬（50頁）が使われることもあります。

保存療法で改善が見られない場合は、手術療法も検討されますが、ブシャール結節の手術療法は、ヘバーデン結節の手術療法とはやや異なります。指のPIP関節はDIP関節に比べて動かす必要があることが多いため、術後に関節を動かせなくなる「関節固定術」が行われることは稀で、PIP関節を人工関節に入れ替える「人工関節置換術」が行われます。

人工関節にすることで、術後のリハビリテーションが必要ですが、ある程度までは関節機能が回復します。痛みがなくなり、指で物をつまむ・握るなどの関節を曲げる必要がある動作もできるようになります。また、関節の変形がある程度矯正されるので、見た目の改善効果も期待できます。

ブシャール結節の治療

テーピング・装具

関節を固定して
安静を保つ

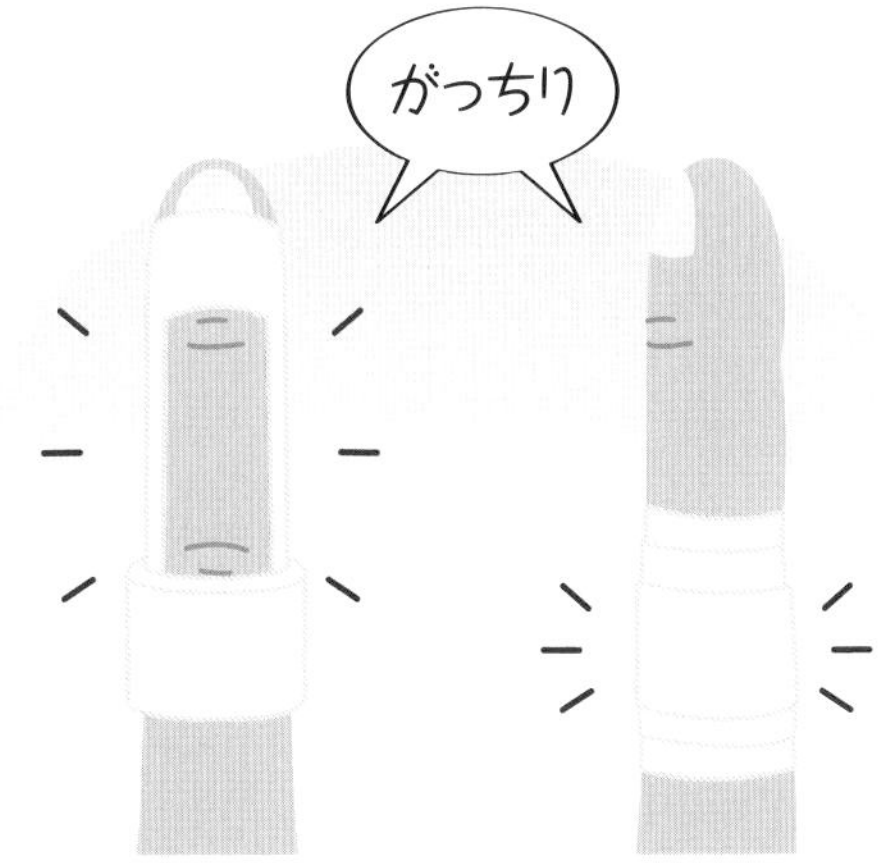

人工関節置換術

人工関節を挿入する
手術。機能がある程
度回復する

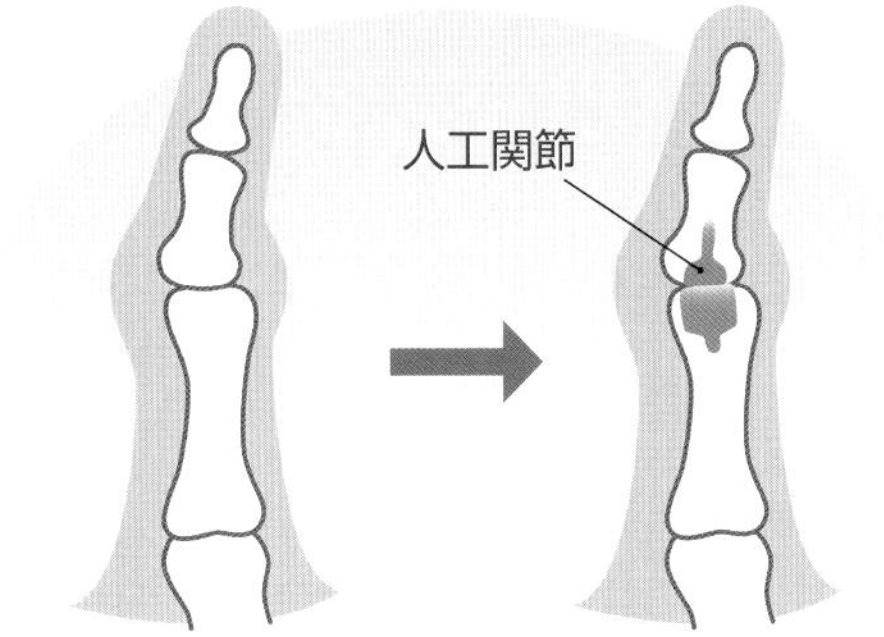

親指の付け根にトラブルが起きる「母指ＣＭ関節症」

母指ＣＭ関節症の原因と病態

母指ＣＭ関節症は、親指の付け根に痛みや腫れの起きる変形性関節症の一種です。

親指を使って何かをつまんだり、握ったり、力を入れたりするときに、親指の付け根に痛みが出ることで気がつくことの多い病気です。40歳以降の女性に多く見られますが、過去にこの部位にケガをしたことがある人や、仕事やスポーツなどで親指に負担がかかる生活を送っている人にも多く発症します。

ＣＭ関節とは、親指と手首の間にある第1中手骨と、手根骨のひとつ「大菱形骨《だいりょうけいこつ》」の間にある関節です。大菱形骨は馬の鞍《くら》のような形をしており、第1中手骨が乗ったようになっています。親指を正面から見ると大菱形骨の凹に、ちょうど第1中手骨の凸がはまっているので、鞍関節と呼ばれる形をしており、第1中手骨を前後左右へ動かせます。このように他の指と比べて親指がいろいろな方向に動くことで、手の自在な動きが可能になりますが、その分ＣＭ関節の負担は大きくなります。そのため使い過ぎや加齢により、靭帯がゆるんだり、軟骨がすり減ったりしてしまい、関節が亜脱臼を起こすこともあります。亜脱臼とは、骨が関節のなかの正しい位置からずれてしまうことを言い、関節が少し出っ張ったようになり、親指が動かしづらくなってしまいます。

さらに進行すると、親指の付け根付近が腫れてきたり、関節が変形したりして、親指の開きや親指の根元の骨の出っ張りも悪化します。ＣＭ関節の亜脱臼がさらに進行すると、ＭＰ関節が過伸展する変形を生じることもあります。なお、高齢者のなかにはほとんど痛みが出ないケースもあります。

母指CM関節症が起きるしくみ

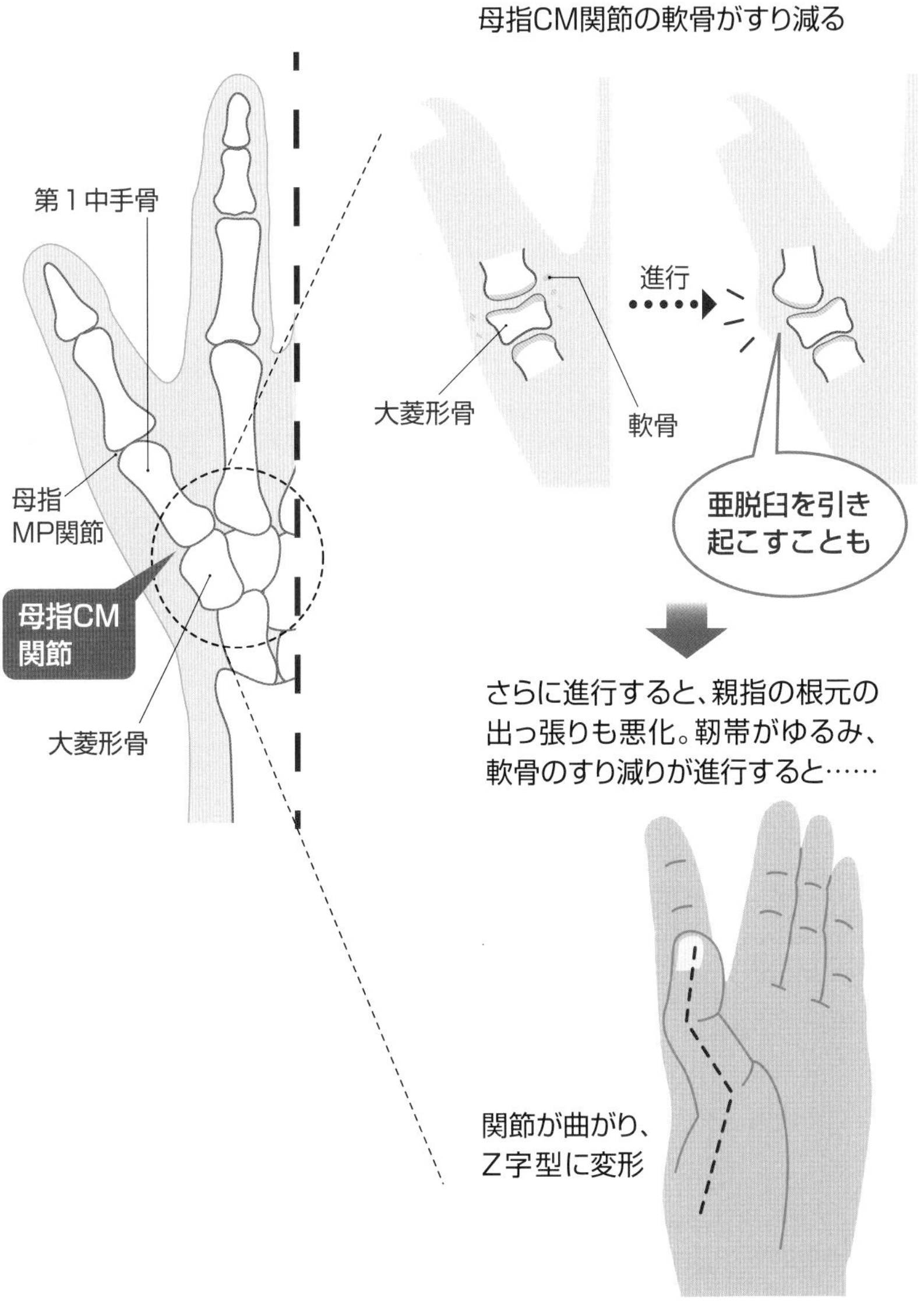
母指CM関節の軟骨がすり減る
第１中手骨
母指
MP関節
母指CM
関節
大菱形骨
進行
大菱形骨
軟骨
亜脱臼を引き
起こすことも
さらに進行すると、親指の根元の
出っ張りも悪化。靭帯がゆるみ、
軟骨のすり減りが進行すると……
関節が曲がり、
Z字型に変形

母指CM関節症の検査と治療

母指CM関節症の診察では、問診や触診、画像検査が行われます。問診・触診では、特徴的な腫れや骨の変形がないかといったことが確認されます。母指CM関節症では、親指の付け根を押したり、ひねったりすると痛みが生じます。また、自分では付け根のでっぱりを伸ばすことができず、他の指で押すと戻るのも特徴です。レントゲンなどによる画像検査では、CM関節の隙間や、骨棘ができているか、亜脱臼になってないかなどが確認されます。

母指CM関節症の治療は、基本的に保存療法になります。親指は他の指と比べても使用頻度の高い部位です。日常生活のなかで、無意識に使ってしまうことが多く、安静にすることが難しいので、テーピングや専用の装具を使うことで、親指を固定します。

テーピングの場合は、親指から手首にかけて8の字に巻いて、少し引っ張るように固定します。テーピングをしても症状が良くならないなら、専用の装具を着用するようにします。痛みや腫れがあるときは、消炎作用のある貼り薬が使われます。痛みが強いときは、鎮痛薬の服用やステロイドの関節内注射が行われます。また、温熱療法が行われることもあります。

保存療法を正しく行っていれば、ほとんどの場合、症状は改善しますが、効果が見られなかったりする場合には、手術療法が行われることもあります。手術には「関節形成術」と「関節固定術」があります。

関節形成術では、まず大菱形骨を切除し、周辺の腱を使ってCM関節近くの靭帯が再建されます。第1中手骨の根元をくさび形に切除して第1中手骨の形を変える骨切り術や、人工関節に入れ替える人工指関節置換術が行われることもあります。

関節固定術では、CM関節を削ってワイヤー等で関節が固定されます。手に力のかかる仕事をする人などで選択されます。

母指CM関節症の治療

テーピング・装具

日常生活のなかで親指を使わないようにするのは難しいので、テーピングや装具をつける

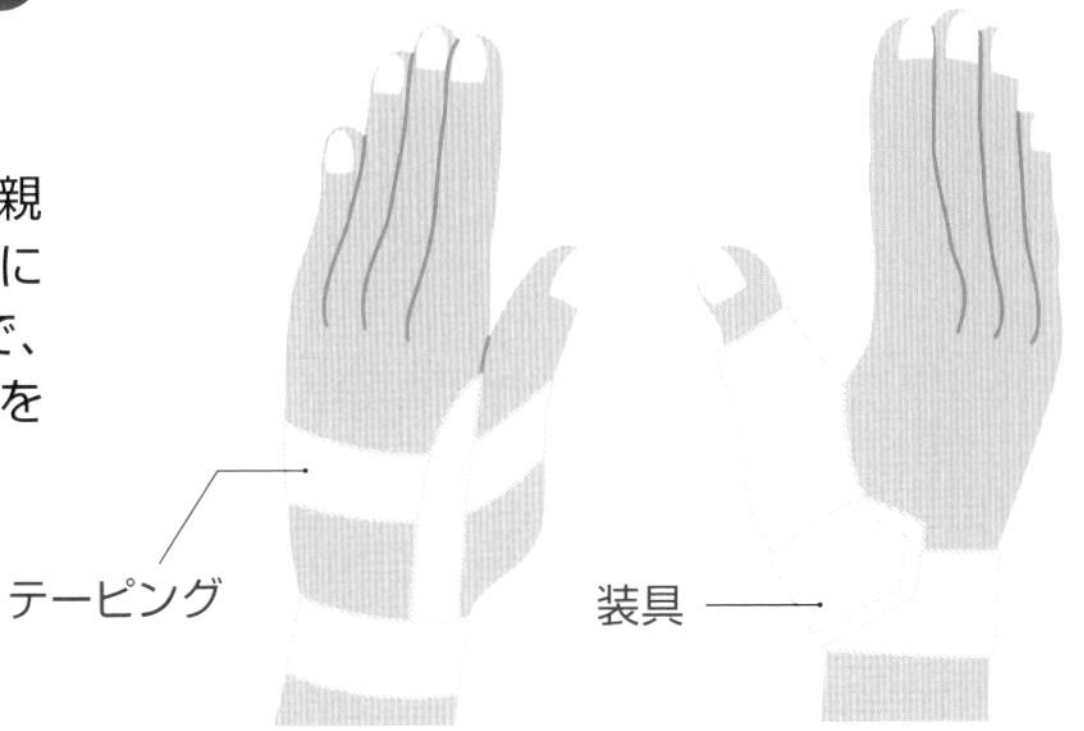

関節形成術

大菱形骨を切除し、腱を使って靭帯を再建する

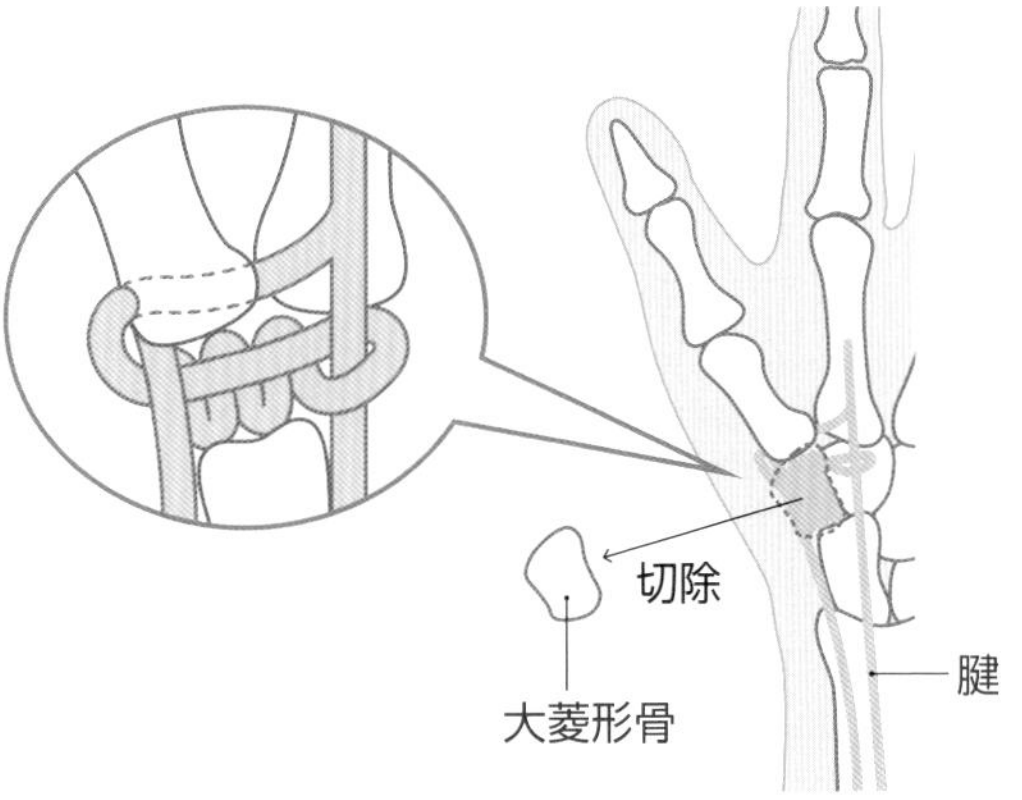

関節固定術

CM関節を削って関節を固定する

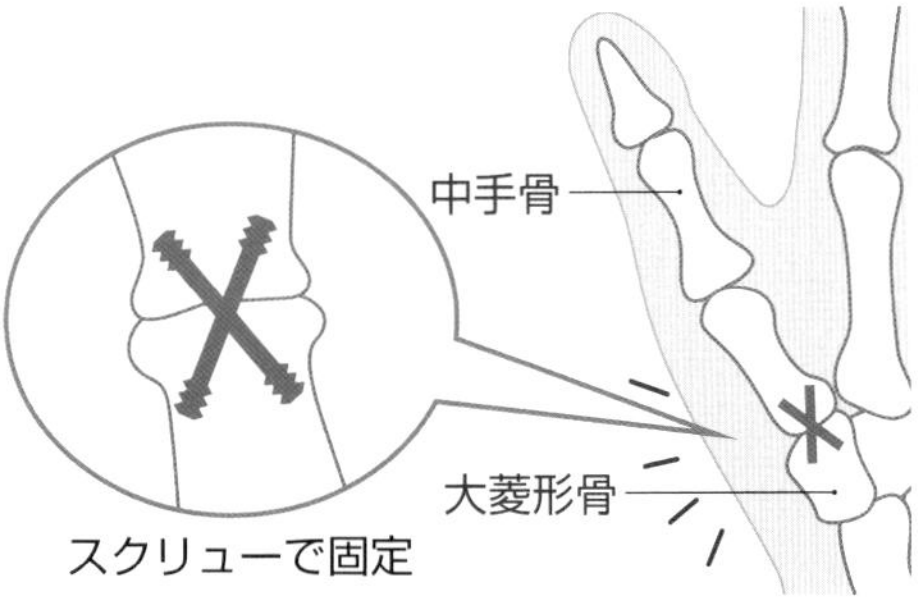

指に起きる腱鞘炎「ばね指（弾発指）」

ばね指の原因と症状

ばね指とは、指の腱鞘炎のひとつの症状で、指がはねるような状態になってしまう病気です。指を屈伸するときに、指がばねのようになってはじけるために「ばね」指と呼ばれます。

指には、指を曲げるときに働く「屈筋腱」と伸ばすときに働く「伸筋腱」があり、筋肉と骨を繋いでいる腱によって、指の曲げ伸ばしをすることができるしくみになっています。

屈筋腱は、指から浮き上がらないように、靭帯性腱鞘というトンネル状の組織で支えられていますが、指を使いすぎると、腱と靭帯性腱鞘がこすれて炎症が起きます。これが腱鞘炎です。

腱鞘炎は、症状が出て間もない時期に手を使わなくなればおさまることが多いです。しかし、炎症が続くと靭帯性腱鞘が締め付けられたり、腱自体が厚みを増したりします。すると靭帯性腱鞘と腱のすべりがさらに悪くなり、炎症が悪化していきます。指に力を入れたときに〝かっくん〟と引っかかるようになったり、ばね現象（弾発）と言われる指がはねるような動きが起きたりします。そうして、症状がさらに進行すると、自力では指を曲げたり伸ばしたりすることができなくなります。

ばね指は、更年期以降の女性、妊娠中・産後の女性に多いですが、スポーツや仕事などで手を酷使する人、糖尿病や関節リウマチの患者さん、透析を受けている患者さんに起こることもあります。

ばね指は、指の曲げづらさや手のひらの指の根元から1㎝くらい手前のあたりに痛みを感じることから始まることが多いです。できれば、この段階で病院を受診して、早めに治療をスタートしましょう。

指がばねのようになる「ばね指」

何か引っかかる…？

手を酷使すると……

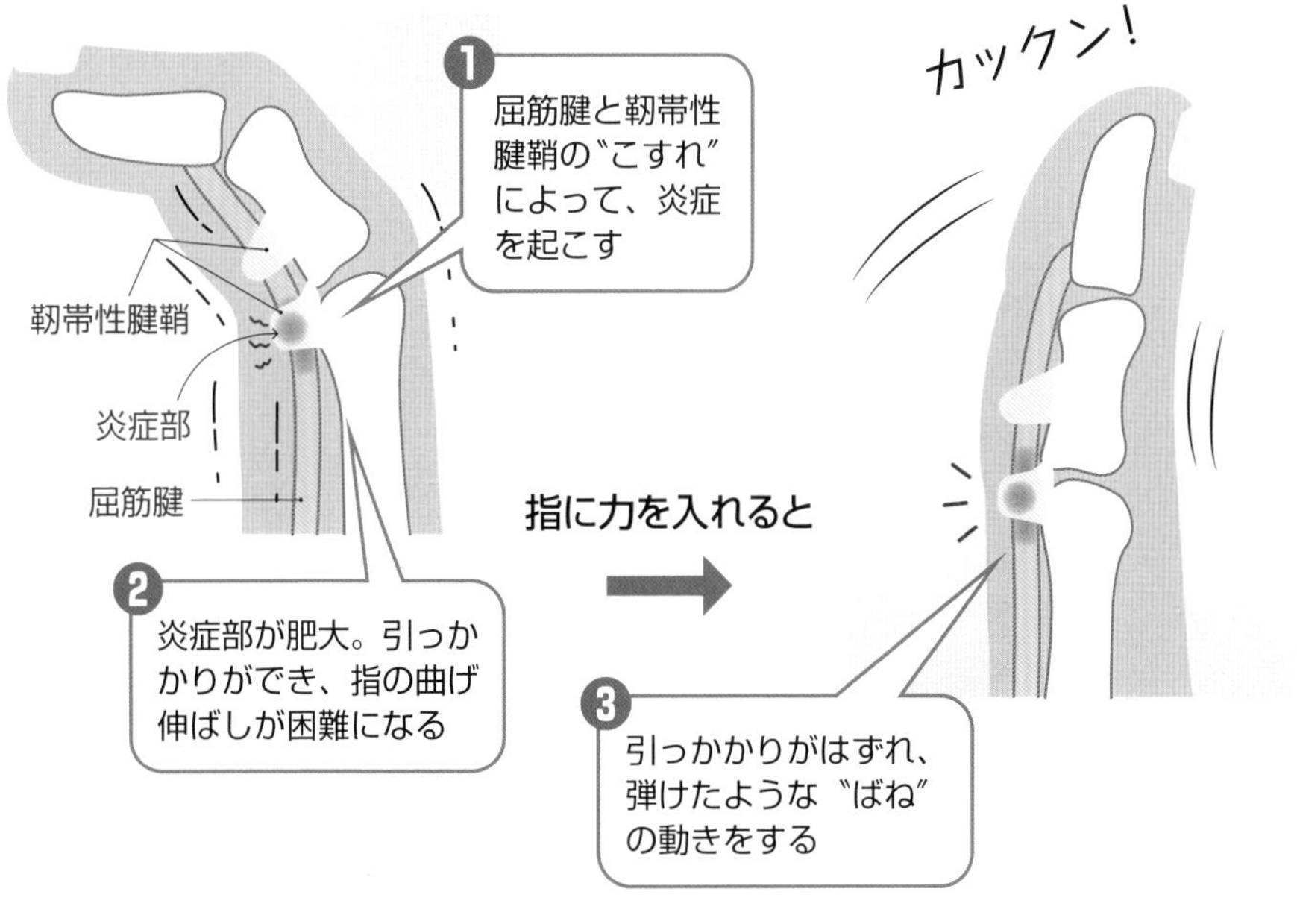
❶ 屈筋腱と靭帯性腱鞘の〝こすれ〟によって、炎症を起こす
靭帯性腱鞘
炎症部
屈筋腱
❷ 炎症部が肥大。引っかかりができ、指の曲げ伸ばしが困難になる
指に力を入れると
カックン！
❸ 引っかかりがはずれ、弾けたような〝ばね〟の動きをする

朝がひどく、日中は治ることが多いのが特徴です。

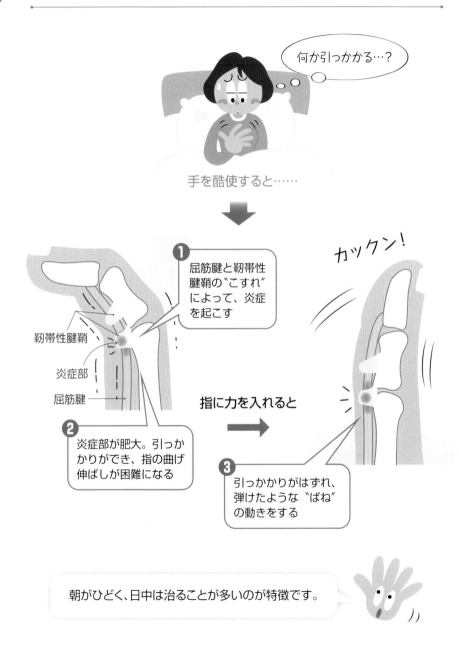

ばね指の検査と治療

　ばね指は、症状が特徴的なため、比較的診断のつきやすい病気です。指の付け根に痛みや腫れがあり、ばね現象が認められれば、概ねばね指と診断されますが、あわせてレントゲン検査や超音波検査などが行われることもあります。

　ばね指の治療の基本は、保存療法です。指を動かしづらくなると、つい動きを確認したくなるものですが、その確認のための動作が腱や靭帯性腱鞘それぞれをこすれあってしまいます。無駄に指の曲げ伸ばしを行わないことが大切です。どうしても何かで指を使わなくてはならないときは、できる限り症状のある手と反対の手を使うようにしたり、適度に休憩をはさんだりして、負担を軽減するようにします。ただ、使わないでいることで、関節が硬くなってしまうのもよくありません。

　指に引っかかりやこわばりを感じる程度の症状であれば、自分で行う指の屈伸運動が効果的です。やり方は簡単です。お湯のなかで10～20分、手指を曲げ伸ばしします。これを1日3回行います。3回行うのが難しい場合は、朝は症状が強く出ることが多いので、起床後だけでも行います。なお、寒い時期は手を冷やさないようにします。

　また、起床時にばね現象で指が曲がった状態になるときは、就寝時に指を伸ばしたまま添え木などで固定するのも有効です。この他、塗り薬を使うこともあります。

　これらを続けても症状の改善が見られない場合は、腱鞘内にステロイドの注射を行います。6割くらいの場合で半年以上は症状がおさまりますが、再発することも珍しくありません。

　注射で改善が見られなかったり、再発を繰り返したりする場合は、手術療法になります。多くは「腱鞘切開術」で腱鞘を切開して、腱が圧迫されているのを解消します。

ばね指と診断がついたら“負担を減らすこと”が大切

ばね指の治療

1 できる限り安静にする

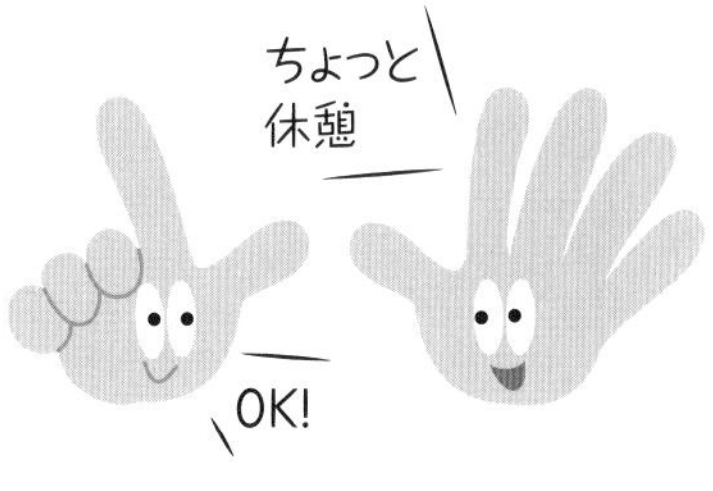
ちょっと
休憩
OK!

なるべく症状のある手と
反対の手を使う

2 手指の屈伸運動

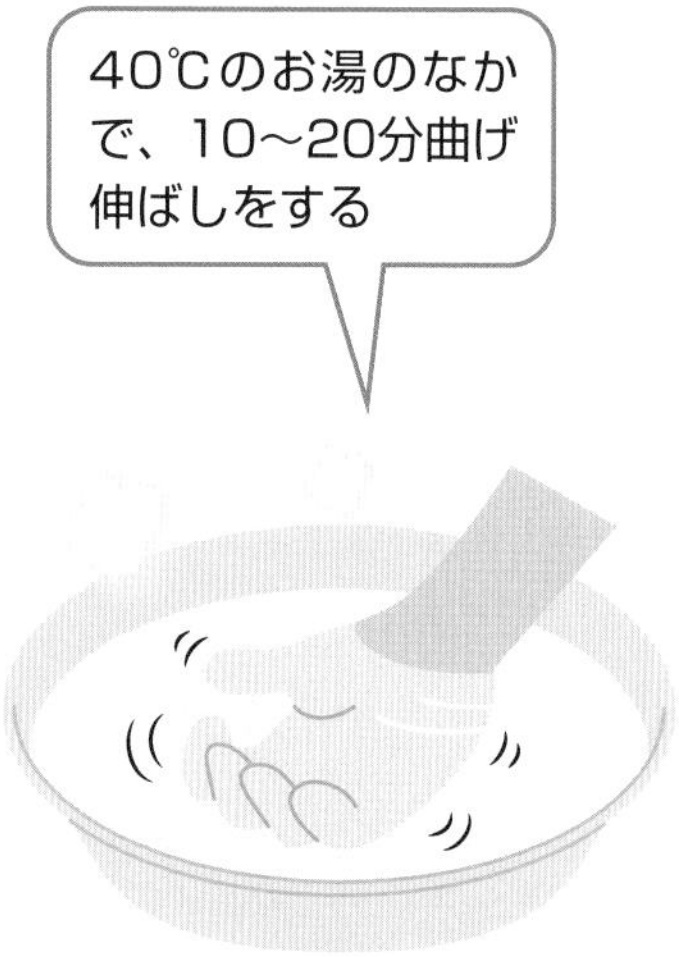
40℃のお湯のなかで、10〜20分曲げ伸ばしをする

※1日3回が望ましいが、
起床後だけでもよい

3 腱鞘内への注射

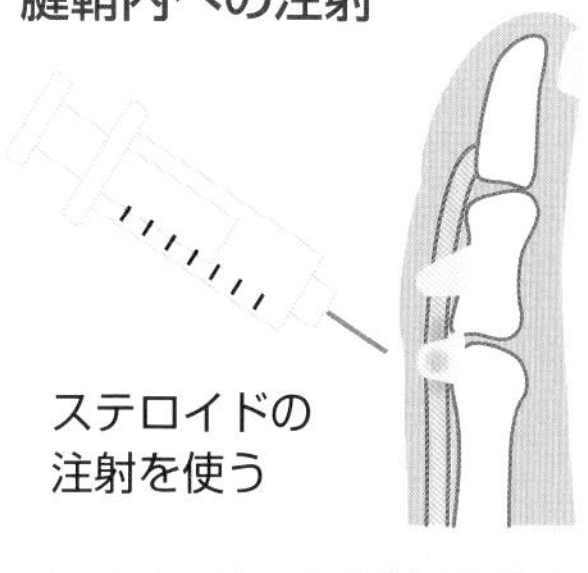

ステロイドの
注射を使う

改善がみられない場合 ⇩ 手術を選択する

腱鞘切開術

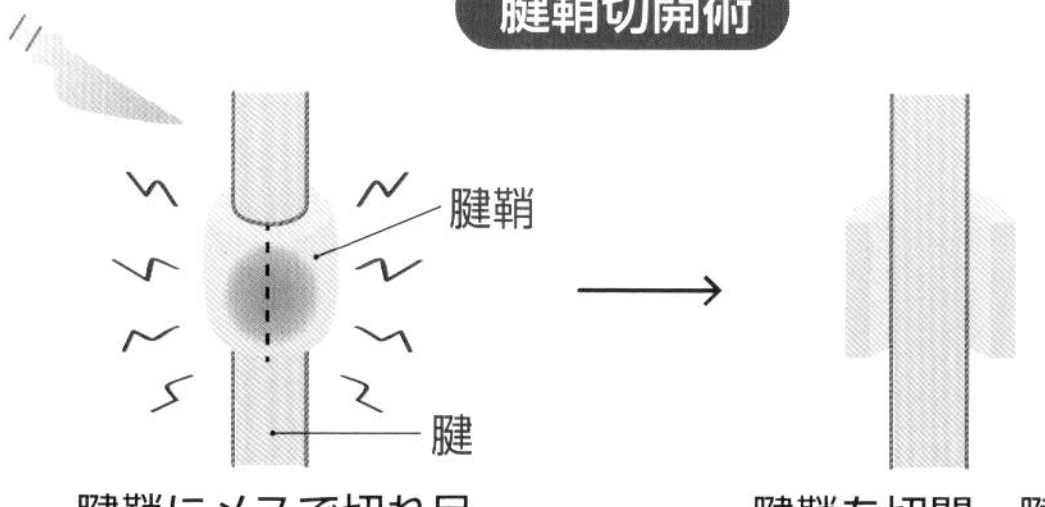

腱鞘にメスで切れ目
を入れる

腱鞘を切開、腱の
圧迫を解消する

手首に起きる腱鞘炎「ドゥ・ケルバン病」

ドゥ・ケルバン病の原因と症状

ドゥ・ケルバン病は、親指を広げることや、伸ばすことがうまくいかなくなる病気です。手首で起きる腱鞘炎の一種で、手首の親指に近い背側にある腱鞘付近に痛みや腫れが生じます。

親指を大きく動かそうとすると、手首にかけて繋がっている腱が働いているのがわかります。この腱は2種類あり、親指のMP関節を伸ばすときに働く短母指伸筋腱《たんぼししんきんけん》と、親指を広げるときに働く長母指外《ちょうぼしがい》転筋腱《てんきんけん》です。

短母指伸筋腱と長母指外転筋腱は、トンネル状の腱鞘を通っていますが、親指を広げたり伸ばしたりする動作を繰り返すと、腱と腱鞘がそれぞれこすれあいます。この腱鞘には、2本の腱を分ける隔壁があり、その付近は特にこすれあいやすくなっています。

この刺激が腱鞘や腱の炎症を引き起こし、痛みや腫れを生じさせる原因となるのですが、こうした刺激によって腱鞘が厚みを増したり、腱の表面が傷んだりすると、さらにこすれやすくなるという悪循環に陥ります。

親指の使い過ぎが誘因となりますので、スポーツや仕事などで手をよく使う人によく発症しますが、妊娠時や産後の子育て中、更年期以降の女性に発症することも多いです。これは、女性ホルモンの減少などホルモンバランスが乱れることでむくみが生じ、腱と腱鞘がそれぞれこすれあいやすくなるからと考えられています。

この他、糖尿病の患者さんで発症することもありますが、この場合、ばね指や手根管症候群を併発することもあります。

手首あたりに痛みの出るドゥ・ケルバン病

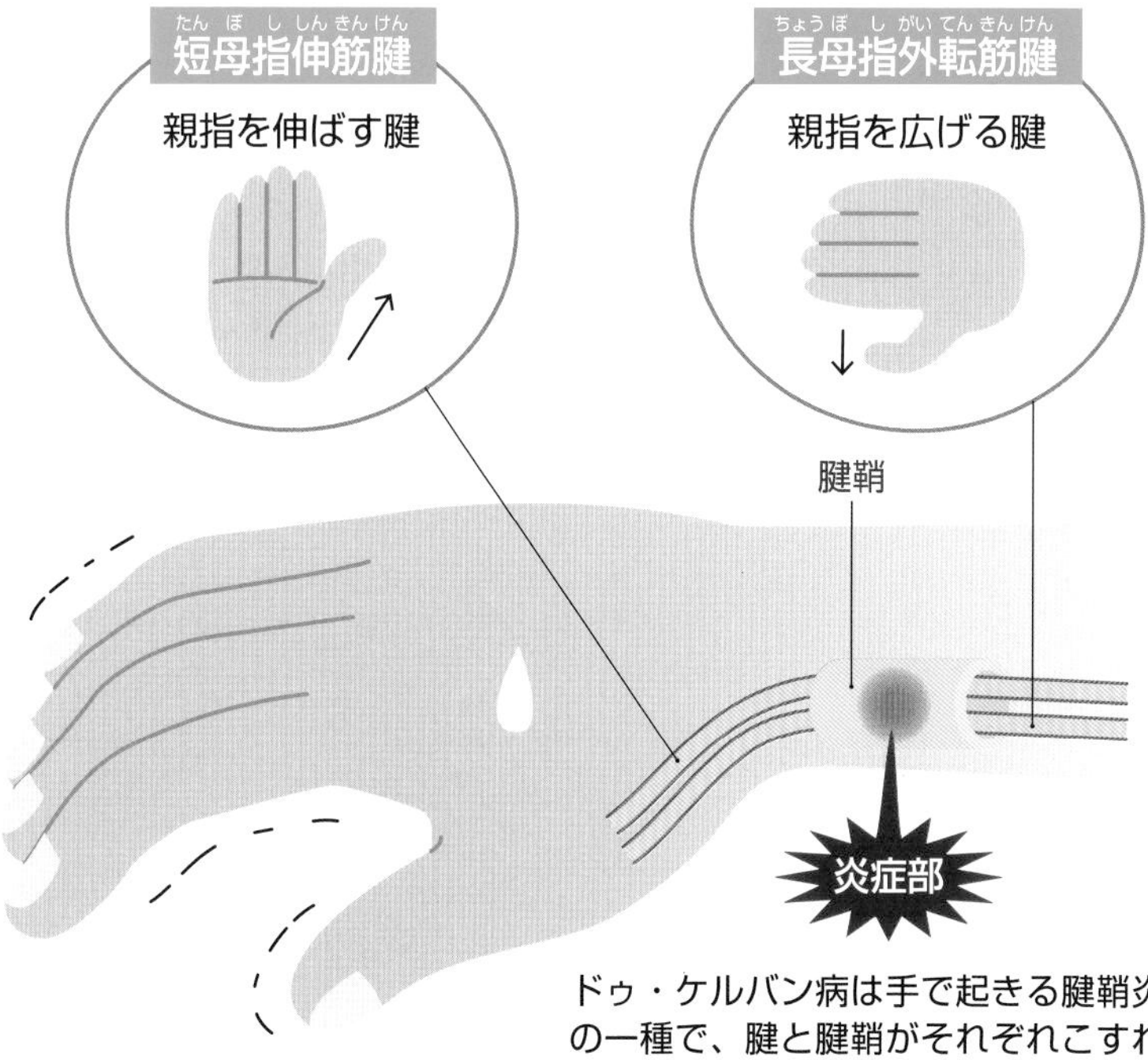

ドゥ・ケルバン病は手で起きる腱鞘炎の一種で、腱と腱鞘がそれぞれこすれあい炎症が起きることで発症する

親指の使い過ぎが誘因となることも。スポーツや仕事で親指をよく使う人は要注意！

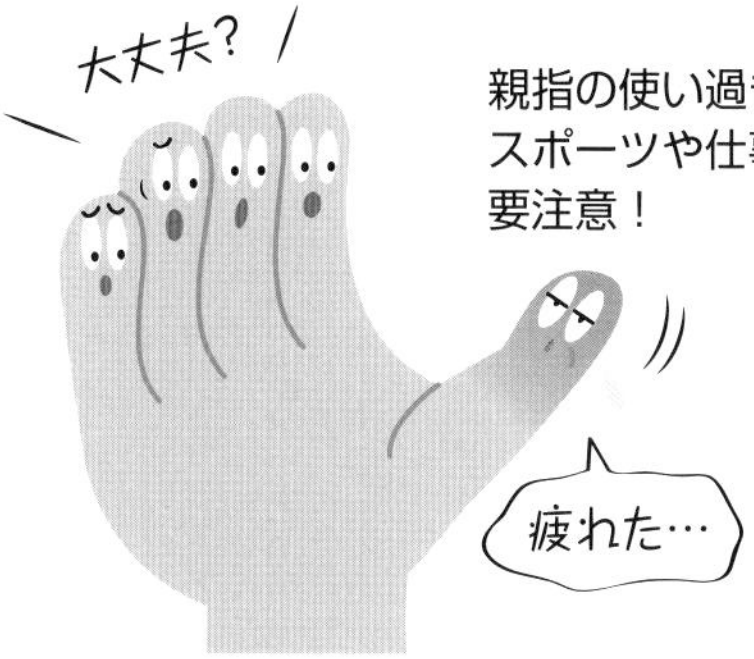

ドゥ・ケルバン病の検査と治療

　ドゥ・ケルバン病の診察でも、問診や触診、画像検査などが行われますが、典型的な症状であれば、「フィンケルシュタインテスト」または「フィンケルシュタインテスト変法」という整形外科的テストで診断することが多いです。

　フィンケルシュタインテストでは、親指と一緒に手首を小指側に引っ張るように曲げて、痛みが強くなるかどうかを調べます。また、フィンケルシュタインテスト変法では、親指を中に入れて握りこぶしを作り、手首を小指側に倒したときに、痛みが強くなるかを調べます。

　なお、「岩原・野末サイン」という患者さん自身で確かめられる方法もあります。これは、手首を直角に曲げて、親指を広げたり伸ばしたりしたときに痛みが強くなるかで確認する方法です。

　ドゥ・ケルバン病の治療は、保存療法を基本とし、保存療法で改善しなかったり、再発を繰り返したりする場合には、手術療法が考えられます。

　保存療法では、親指を使った動作を控えるなど患部を安静に保つことから始めますが、特に控える必要があるのは、親指を広げたり伸ばしたりする動作です。症状が軽い場合は、親指を開いた状態で、テーピングをしたり装具を使ったりして、2～3週間程度固定します。これで多くの場合は改善が望めます。また、場合によっては、湿布や塗り薬を使うこともあります。

　こういった治療を行っても改善しない場合は、ステロイドと麻酔薬を腱鞘に注射します。これで9割程度は改善されますが、それでも改善されない場合には手術療法が検討されます。

　手術では腱と腱鞘の引っかかりをなくすために、腱鞘を切開します。時に2本の腱の間に隔壁《かくへき》が存在することがあり、腱鞘の切開で2本の腱が十分に開放されたかを確認する必要があります。

ドゥ・ケルバン病の検査方法

フィンケルシュタインテスト

親指と一緒に手首を小指側に引っ張るようにまげる。ドゥ・ケルバン病なら痛みが強くなる

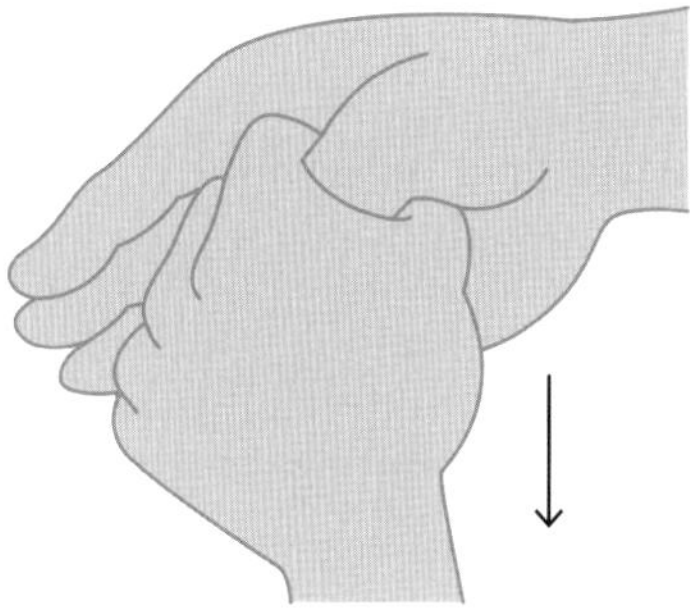

岩原・野末サイン

手首を直角に曲げる。親指を広げたり、伸ばしてみて、痛みが強くなるかどうか確かめる

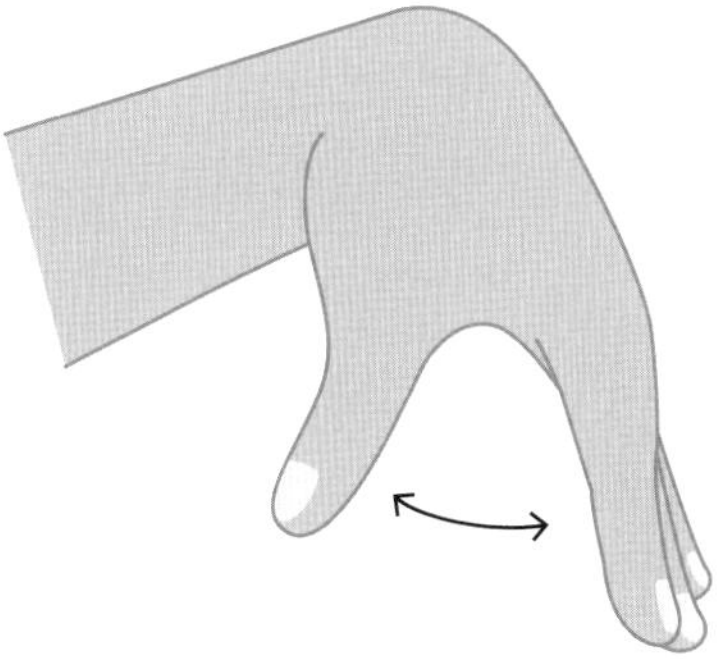

痛みを感じたら早めの受診を!!

ドゥ・ケルバン病でも治療の基本は保存療法。改善がみられない場合は手術療法が検討される

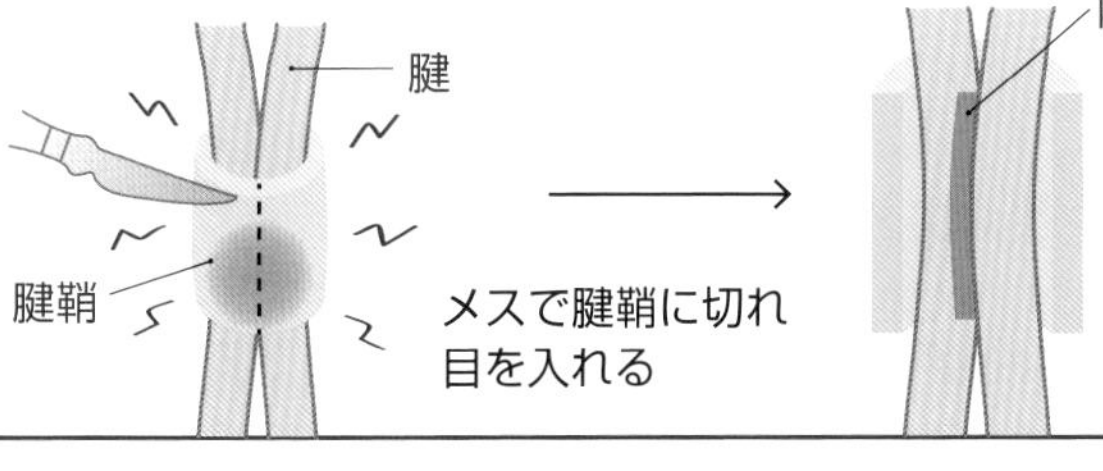
腱
腱鞘
メスで腱鞘に切れ目を入れる
隔壁
切開して腱の圧迫を開放し、隔壁の有無も確認する

column

スポーツ愛好家に多い肘のトラブル テニス肘、ゴルフ肘、野球肘

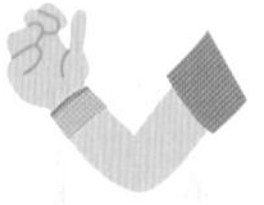

スポーツなどで繰り返し同じ動作をすることで、肘にトラブルが起きることがあり、一般に「テニス肘」「ゴルフ肘」「野球肘」と呼ばれています。

テニスやバドミントンなどのラケット競技の愛好家に多いのがテニス肘です。医学的には「上腕骨《じょうわんこつ》外《がい》側上《そくじょう》顆《か》炎《えん》」と言い、物を持つ動作、指を伸ばす動作、雑巾絞りの動作などで肘の外側が痛みを感じます。腕の使い過ぎにより、肘の腱と肘の外側の筋肉の付け根に炎症や小さな断裂が起きることが原因とされ、中年以上に多く発症します。

テニス肘と似ていて、肘の内側が痛むのがゴルフ肘です。医学的には「上腕骨《じょうわんこつ》内《ない》側上《そくじょう》顆《か》炎《えん》」と言い、ゴルフやテニスのように、手首を内側に曲げる動作を繰り返すことで腱に負担がかかることが原因とされています。

野球肘は、成長期にボールを投げ過ぎることで発症する肘の障害の総称です。ボールを投げるときや投げた後に、肘の内側や外側が痛くなります。原因は、成長期でまだ弱い関節に繰り返し負担がかかることです。肘の内側では靭帯や腱、肘の外側と後ろ側では軟骨が損傷したり、炎症を起こしたりします。

いずれの場合も、痛みが生じたら、安静を心がけ、症状が落ち着くまでは発症のきっかけとなったスポーツはお休みし、専門医に診てもらうようにしましょう。

なお、この他にも、重労働で肘を酷使する人に発生する肘のトラブルとして「変形性肘関節症」という病気もあります。

第3章

しびれや痛みを起こす手と指のトラブル

手と指のトラブルのなかでも、しびれや痛みにより手を使いづらくなるものがあります。その原因には神経が関わっていることが多いです。しびれや痛みを感じるしくみから治療法など、詳しく説明します。

手や指に多くのトラブルをもたらす絞扼性神経障害

神経の障害はさまざまな症状・病気をもたらす

手や指に何らかの症状があるとき、離れたところの不具合が原因で、もたらされる場合もあります。しばしば見られるのが絞扼性神経障害《こうやくせいしんけいしょうがい》で、手根管症候群《しゅこんかんしょうこうぐん》に代表される正中神経麻痺《せいちゅうしんけいまひ》、尺骨神経麻痺《しゃっこつしんけいまひ》、橈骨神経麻痺《とうこつしんけいまひ》があります。

「絞扼」とは、生体の組織が締めつけられ圧迫される状態のことで、絞扼性神経障害は、脊髄から枝分かれした末梢神経が、どこかで締めつけられ（絞扼）、神経が正しく働くことができなくなることで、問題が起こるのです。圧迫される末梢神経の種類や圧迫される位置によって、現れる症状は異なります。

神経障害の特徴として、症状が現れている位置と圧迫されている位置が同じではないということがあります。そのため、しびれや痛み、動かしづらさといったトラブルが手や指にあるからといって、手や指だけをケアしても、根本的な回復には繋がらないことがあります。しかも、特定の動きやケアによって症状が軽くなることがあるため、適切な治療を受けないまま病気が進行してしまう恐れもあります。

ただ、絞扼性神経障害については、障害される神経がコントロールしている部位に症状が出るため、異変の特徴から病気を見つけることもできます。しびれや痛み、動かしづらさなどの不便があったら、自分の手や指の症状をきちんと把握し、早めに病院を受診することが大切です。

病院では、手指や腕などの動作の確認、レントゲン検査などの画像検査、神経伝導速度検査などが行われます。詳しく調べたうえで、病気を確定し、治療が行われることになります。

手や指のトラブル、原因はそこにないかも!?

絞扼性神経障害は、どこかで末梢神経が圧迫（絞扼）されることで、
神経が正しく働くことができなくなり、問題が起こる

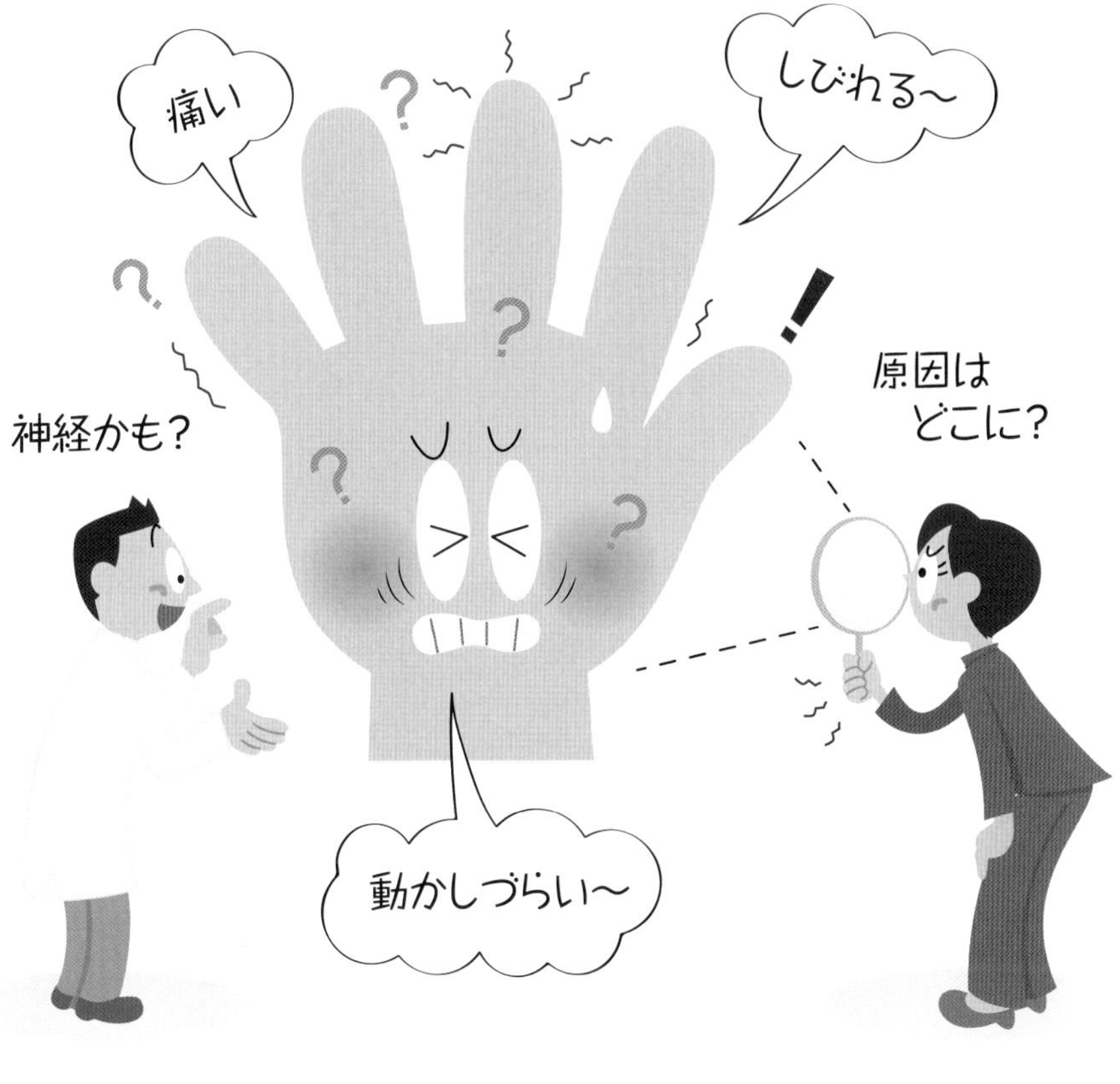
痛い
しびれる〜
神経かも？
原因は
どこに？
動かしづらい〜

絞扼性神経障害には、手根管症候群
などの正中神経麻痺、尺骨神経麻痺、
橈骨神経麻痺があります。

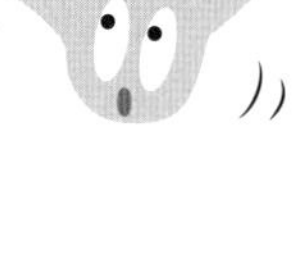

手の中の神経が圧迫されて起きる「手根管症候群」

手根管症候群の原因

手根管症候群は、人差し指や中指を中心にしびれや痛みが出る病気で、親指や薬指まで症状が出ることもあります。物を持ったり、握ったりすることが難しくなりますが、原因は正中神経が圧迫されることにあり、手根管症候群は正中神経麻痺の代表的な病気と言えます。

正中神経とは、上腕から指に向かって腕のほぼ真ん中を通っている神経です。手指の細かい動きや手指の感覚を支配しており、手首の部分では「手根管」の中を通っています。この手根管は狭いトンネル状の組織で、手指を曲げるときに働く屈筋腱も通っていますが、何らかの原因で手根管の正中神経が圧迫されると、手根管症候群が発症します。

手根管症候群は、圧倒的に女性に多く発症します。特に更年期以降や妊娠中、出産後の女性に発症しやすくなります。これは女性ホルモンが乱れ、むくみが生じやすくなる影響だと考えられていますが、手根管症候群が発症する原因は、はっきりわかっているわけではありません。

手に骨折やケガをしたことのある人や手をよく使う仕事の人、手で重労働を行う人など手首へ過度な負担がかかる人が発症することもありますし、人工透析を受けている人でも発症します。これは透析で除去しきれなかった老廃物によりアミロイドという線維ができ、手根管内に溜まることで正中神経を圧迫するからと考えられています。また、糖尿病の患者さんにも多く発症します。これは、高血糖の状態が続くことで、正中神経が傷つきやすくなるからと考えられています。その他、関節リウマチや甲状腺機能低下症に関連して発症することもあります。

神経が圧迫されることで、手指にしびれや痛みが起きる

手根管症候群は、「正中神経」が手根管で圧迫されることで起きる

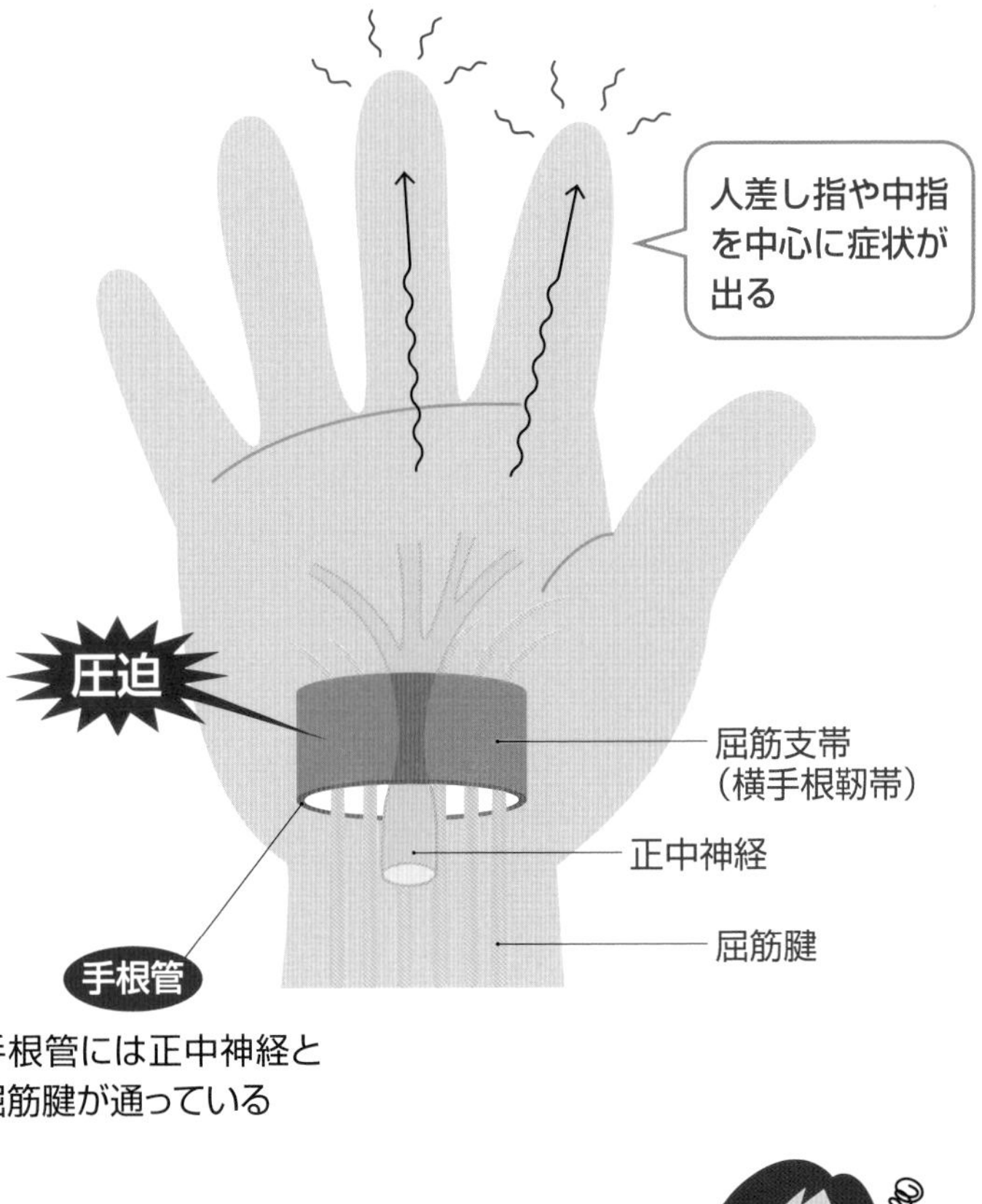
人差し指や中指を中心に症状が出る
圧迫
屈筋支帯
（横手根靭帯）
正中神経
屈筋腱
手根管
手根管には正中神経と
屈筋腱が通っている

女性に多く発症。女性ホルモンの影響だと考えられています。

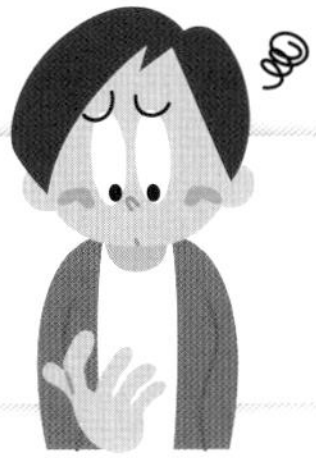

手や指にこんなトラブルが起きる

手根管症候群を発症すると、指にしびれや痛みが起き、手が使いにくくなることで、日常生活にさまざまな支障をきたすようになります。

人差し指と中指を中心に、親指や薬指、さらには手のひら全体にまで、しびれや痛みが及ぶことがありますが、薬指がしびれる場合は、指の親指側半分がしびれることがひとつの特徴となります。

しびれや痛みは、夜間や明け方に強くなります。痛みで目を覚ます人もいるくらいですが、手を動かしているうちに症状が軽くなることがあり、昼頃には楽になることが多いです。

また、たとえば編み物をしたり、自転車に乗ったり、手を使う作業をした後で、症状が出たり、強くなったりすることがありますが、しびれや痛みが出たときは、手を上げたり振ったりすることで改善することが多いです。人によっては、無意識に手を振る癖がついていることもあります。

手根管症候群が進行すると、少し指を曲げただけで痛みが出るようになり、親指の付け根の筋肉もやせてきます。指が曲げづらく、力も入れにくくなるため、次第に物を持つ、つまむ、握るといった動作が困難になってきます。親指に力が入りづらいことで、物を落としやすくもなります。

また、指先の感覚も衰えてしまうため、ボタンをかける、箸を持つといった動作が難しくなってしまいます。

手根管症候群は末梢神経障害のなかでも、頻度が高い病気です。わかりやすい特徴としては、薬指の指先の中指側と小指側に触ってみて、感覚や冷たさに違いがあることがあげられますが、夜間や早朝のしびれや痛み、こわばりから病院を受診した結果、早いうちに手根管症候群に気づける人も多いです。

50歳以上で心当たりがあるようなら、一度調べてみた方がいいでしょう。

痛みやしびれの出る指は？

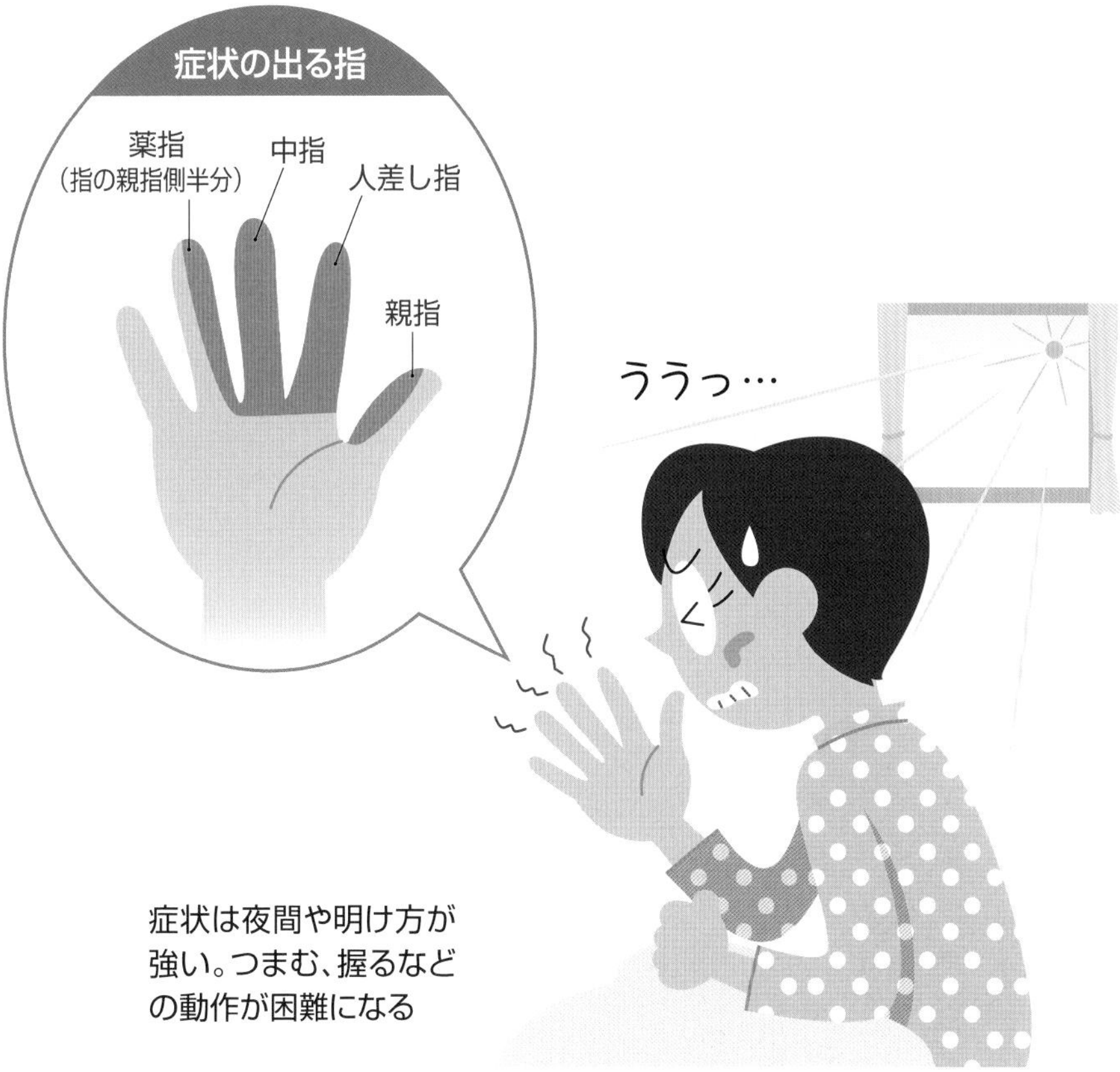
症状の出る指
薬指
（指の親指側半分）
中指
人差し指
親指
ううっ…

症状は夜間や明け方が強い。つまむ、握るなどの動作が困難になる

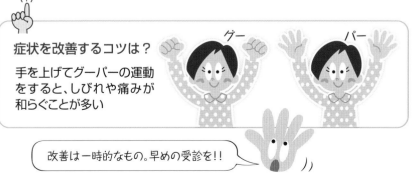

症状を改善するコツは？

手を上げてグーパーの運動をすると、しびれや痛みが和らぐことが多い

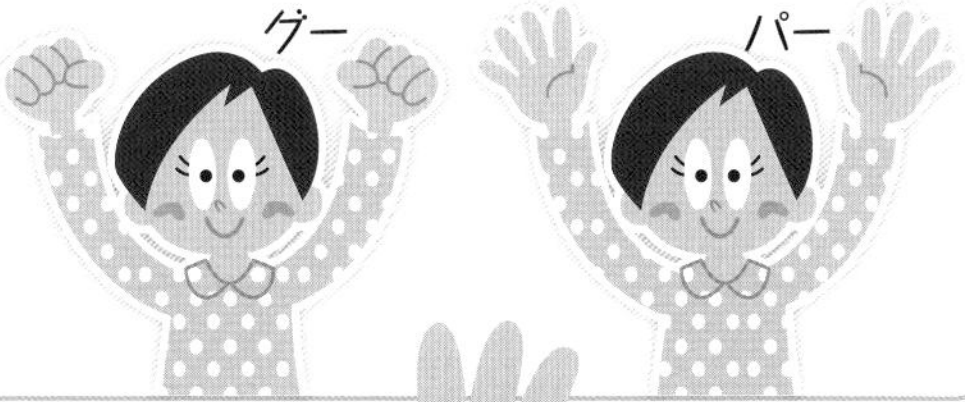
グー
パー

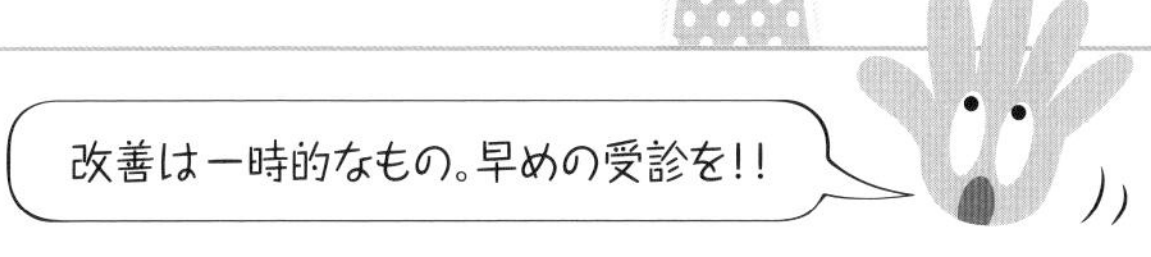
改善は一時的なもの。早めの受診を!!

手根管症候群の検査と診断

手根管症候群は、薬指の指先の中指側と小指側とで感覚に違いがあるなど、しびれや痛みの出方に特徴があります。

診察では、手の感覚や痛みの出方を調べる「ティネル様サイン」と「ファレンテスト（手関節屈曲テスト）」という検査が行われます。

ティネル様サインは、手のひらなどを指や打腱器で叩いて、しびれや痛みの出方から神経の状態を探る検査です。手根管症候群では、手首の中心に近い手のひら＝手根管部を叩いてみます。痛みとしびれが指先まで響くようなら陽性となります。

ファレンテストでは、体の前で両手の手の甲同士を合わせるようにして、手首を手のひら側に曲げます。そのままの姿勢をしばらくキープして、しびれや痛みが悪化したり、指先までしびれが広がったりするようなら陽性となります。

電気刺激により神経機能を測る「神経伝導速度検査」も行われます。神経伝導速度検査は、末梢神経を皮膚の上から電気で刺激し、神経を伝わる電気的活動の速度や筋肉の反応を測定し、神経の機能を評価するものです。

手根管症候群の患者さんは、電気刺激への反応が遅くなるので、ティネル様サインとファレンテストの補助検査として行われます。正中神経の神経障害の程度を調べ、診断を確定するために使われる検査です。なお、神経伝導速度検査の電気刺激には、少しの痛みがあります。

また、手根管内の腫瘤が正中神経を圧迫している疑いがあったり、正中神経や周囲の組織の状態を調べたりしたいときには、超音波検査やMRI検査などの画像検査が行われることもあります。

なお、同じ画像検査でもレントゲン検査については、手根管症候群では異常がみつからないことが多いです。

手根管症候群の診断に使う 2 つの検査

1 ティネル様サイン

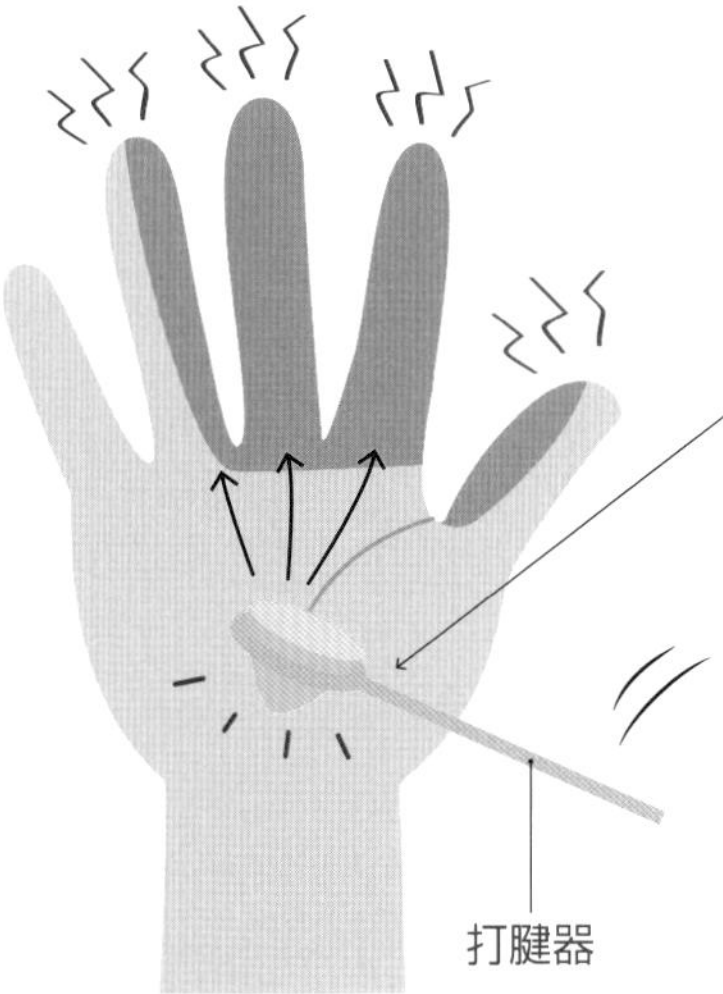

手首の中心に近い
手のひら(手根管部《しゅこんかんぶ》)
を叩く

↓

**痛みが指先まで
広がったら陽性**

2 ファレンテスト

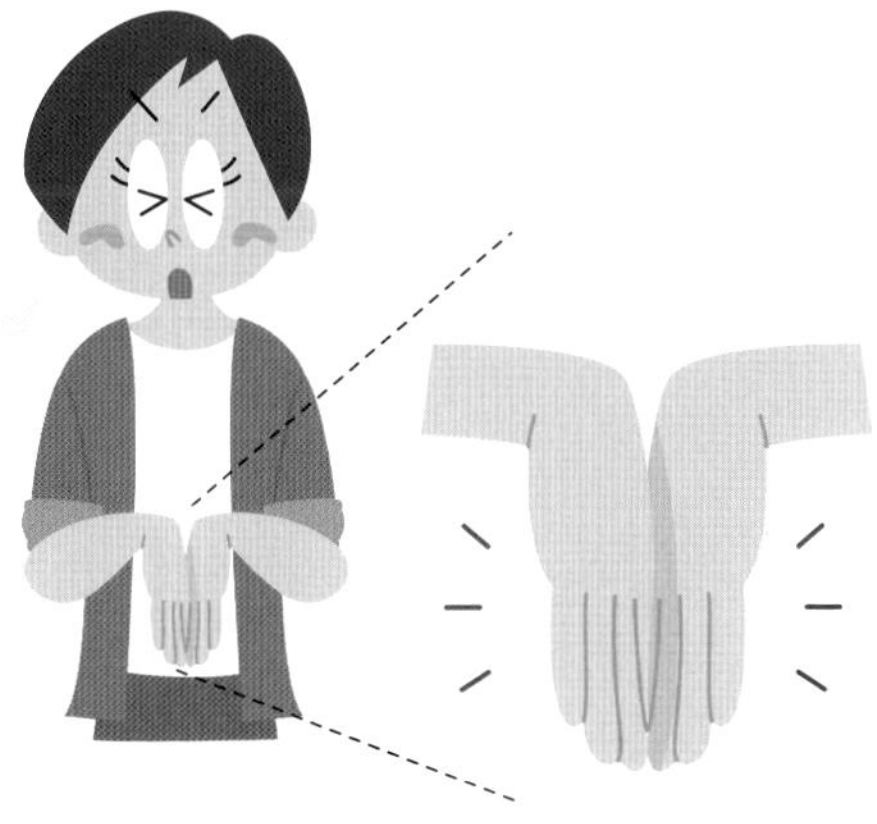

手首を手のひら側に
曲げ、手の甲同士を
合わせる

↓

そのまましばらくキープ

↓

**しびれや痛みが
悪化したり、指
先までしびれや
痛みが広がった
ら陽性**

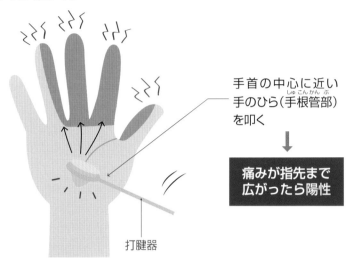

手根管症候群の治療

手根管症候群の治療は、保存療法が基本となります。それで症状が改善しない場合や重症のときに手術療法が考えられます。

保存療法では、まず手の使いすぎを止めることから始めます。しびれや痛みが起きてしまうような動作を控えるようにします。必要に応じて、サポーターを着用し、手首が曲がらないように固定することもあります。夜間や朝方にしびれや痛みが強い場合は、夜間にサポーターを着用することで症状が軽くなることも多いです。

また、痛みが強い場合は、飲み薬やむくみを改善する漢方薬などが使われることもあります。また、炎症を抑えたいときにステロイドの注射が行われることもあります。

安静にしていても、しびれや痛みが改善しないときや、重症のときは手術療法が検討されます。手術は主に「手根管開放術」で、「直視下法」と内視鏡を用いて行われる「鏡視下法」があります。

直視下法では、手根管にある屈筋支帯（横手根靭帯）を切開します。屈筋支帯はトンネル状の手根管の屋根のようになっている部分で、硬い膜状の組織です。屈筋支帯を切ることで、正中神経への圧迫を減らします。鏡視下法は、直視下法とほぼ同じ手術を内視鏡を使って行われるものです。鏡視下法の利点は、傷口が小さく、術後の痛みも少ないことです。ただし、手術の難易度が高く、合併症のリスクは、直視下法よりも高くなります。

鏡視下法・直視下法どちらの手術でも痛みは改善しますが、手術前の症状が強いとしびれや、手のひらの筋肉が回復するまでには時間がかかることもあります。なお、筋肉（母指球筋）がやせて親指に力が入らず、ものをうまくつまめなくなっているときには、腱を母指球筋の付着部に縫合する「腱移行術」が同時に行われることもあります。

手根管症候群の保存療法と手術療法

手根管症候群は、保存療法を基本とする

サポーター

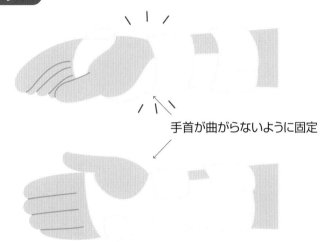

手術療法

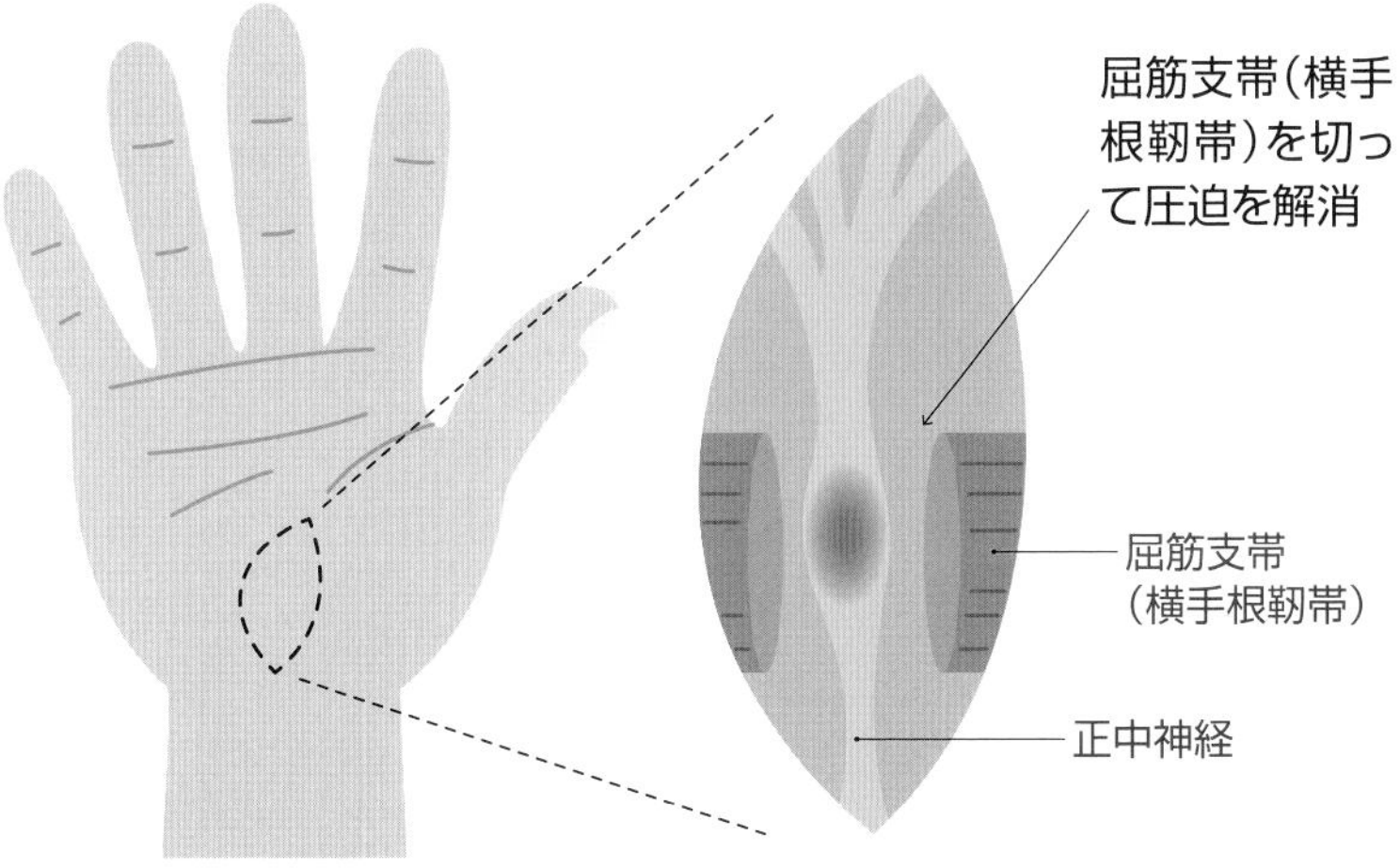

腕から手の間の障害で起きる「正中神経麻痺」

正中神経麻痺の原因と症状

正中神経麻痺は、腕を通る末梢神経のひとつである正中神経が何らかの原因でダメージを受けて麻痺し、手指の運動や感覚に異変が起きるものです。

麻痺の原因となるのは、ケガや骨折、腕を内側に回すように動かす筋肉や腫瘤により正中神経が圧迫されることです。また、神経炎で神経が傷んだり、障害されたりすることもあります。手根管症候群も、正中神経麻痺の代表的な病気のひとつです。正中神経は、上腕から肘、手首などを通って指先まで至る神経で、手を動かすうえで、重要な働きをしています。腕を内側に回したり、手首を曲げたり、指を曲げたりする動きに関係しています。また、手のひらの親指側から薬指半分までの感覚も司っています。

こうした働きをする正中神経のどの部位がダメージを受けるかで、症状の現れ方が異なってきます。

肘から上の場合は、手首や指を曲げるのが難しくなったり、親指の付け根の筋肉の力が弱くなったりする症状が現れます。親指から薬指の半分までと、その下の手のひらの感覚障害も現れます。前腕から手首の間の場合も同様に親指や薬指の半分までにしびれや痛みなどの症状が現れます。ただし手のひらの感覚障害は、手首に近いところでは出ない場合があります。なお、正中神経の分岐のひとつである前骨間神経が肘の周辺で単独にやられる（前骨間神経麻痺）ことがあり、その場合親指のＩＰ関節と人指し指のＤＩＰ関節が曲がらなくなり、親指と人差し指でうまく丸を作れなくなります。ただし前骨間神経は純粋な運動神経なので皮膚の感覚には問題が起きません。なお、正中神経麻痺では、夜間や明け方に痛みやしびれの強く出ることが多いです。

正中神経麻痺による症状の現れ方

正中神経がダメージを受けると……

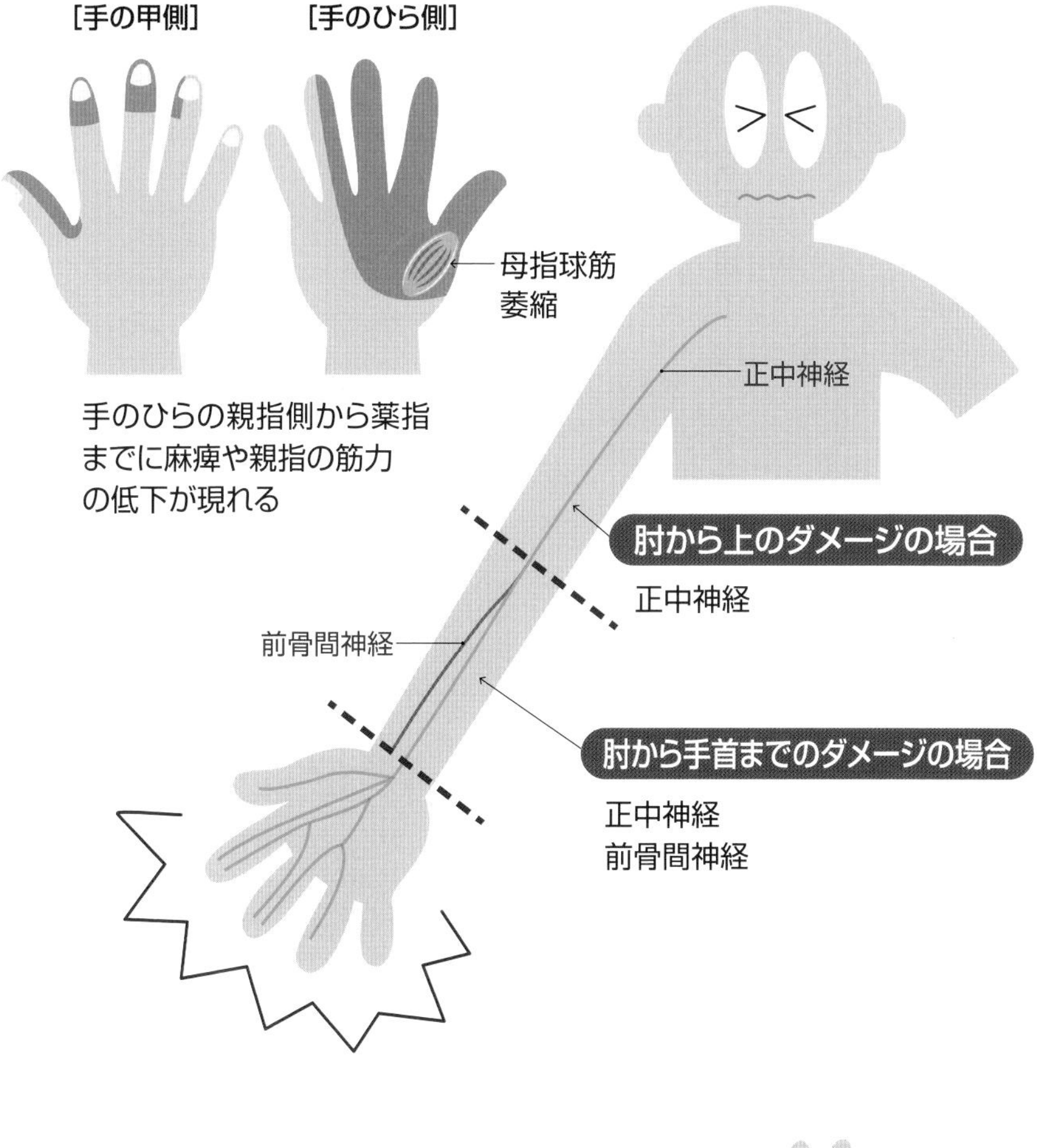
[手の甲側]
[手のひら側]
母指球筋
萎縮
手のひらの親指側から薬指までに麻痺や親指の筋力の低下が現れる
正中神経
肘から上のダメージの場合
正中神経
前骨間神経
肘から手首までのダメージの場合
正中神経
前骨間神経

正中神経麻痺では、夜間や明け方に痛みやしびれが強く出ることが多いです。

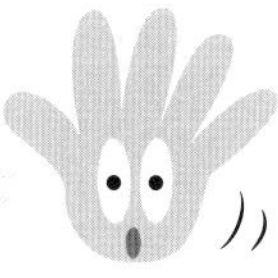

正中神経麻痺の検査と治療

正中神経麻痺の診察でも、しびれの範囲や痛みの感じ方などから、正中神経のどこがダメージを受けているのか調べるために、手根管症候群と同様に、ティネル様サインによる検査が行われます。

ティネル様サインでは、叩く位置としびれや痛みなどの出方で、正中神経のどこにダメージを受けているかがわかることもあります。

また、前述の前骨間神経麻痺の診察として、親指と人差し指で輪を作ってみて、キレイに丸を作ることができない症状（涙のしずくサイン）が出るかといったことや、皮膚の感覚障害があるかといったことも確認されます。

診断を確定するために画像検査が行われることもあります。レントゲン検査では、肘の周辺に骨折がないか、骨折で骨が変形したままになって正中神経を圧迫していないかなどが確認されます。MRI検査や超音波検査では、腫瘤の有無や正中神経周辺の組織の様子が確認されます。また、神経伝導速度検査で神経機能が測られることもあります。

正中神経麻痺の治療は、ケガや骨折、腫瘤といった理由がない場合、保存療法が基本となります。安静を第一とし、必要に応じてビタミンB12製剤の投与などが行われます。

保存療法で改善がみられない場合は、手術療法が検討されます。正中神経麻痺の手術では、原因を取り除くものと神経に対するものがあります。ケガや骨折、腫瘤などが原因の場合は、それに対する手術を行うことで圧迫を取り除きます。

一方、神経が損傷している場合は、神経剥離術や神経縫合術、神経移植術などが行われます。また、神経の手術で手指を動かす機能が回復する望みが薄い場合は、他の麻痺がない腱を麻痺した腱に移行させて動かせるようにするために「腱移行術」が行われることもあります。

正中神経麻痺の検査・治療の流れ

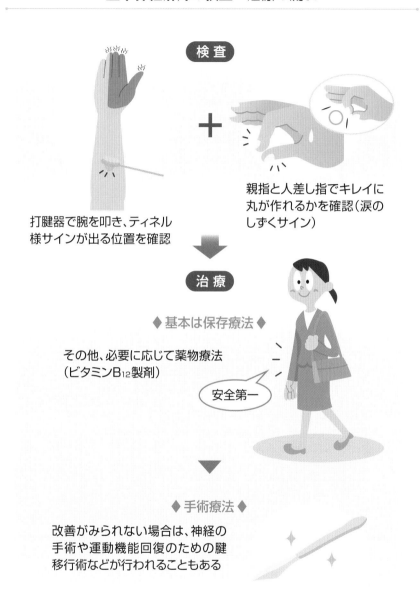

検査

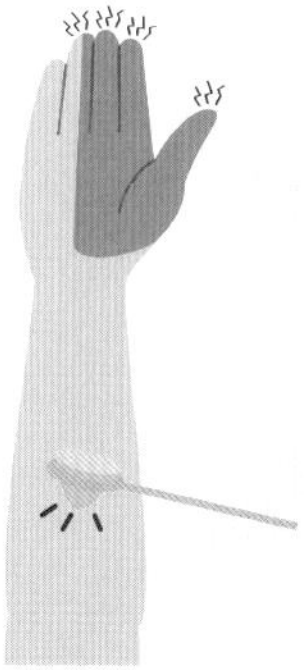

打腱器で腕を叩き、ティネル様サインが出る位置を確認

＋

親指と人差し指でキレイに丸が作れるかを確認（涙のしずくサイン）

治療

◆基本は保存療法◆

その他、必要に応じて薬物療法（ビタミンB_{12}製剤）

◆手術療法◆

改善がみられない場合は、神経の手術や運動機能回復のための腱移行術などが行われることもある

肘を通る神経が圧迫されて起きる「肘部管症候群」

肘部管症候群の原因と症状

肘部管とは、肘関節の内側にあるトンネル状の組織のことで、肘部管症候群《ちゅうぶかんしょうこうぐん》とは、肘の内側にある尺骨神経が圧迫されたり、引っ張られたりすることで、手にしびれや手指の運動障害を生じる病気のことです。

前腕の小指側には、肘と手首をつなぐ尺骨という細い骨があります。その側を通っている神経が尺骨神経で、尺骨神経は肘部管のなかを通っています。

この尺骨神経は、小指と薬指の小指側半分の知覚を司っています。また、手首や指を曲げることにも関わり、親指の付け根の筋肉（母指球筋）以外の手の中の筋肉のほとんどの動きを司っています。

肘部管症候群は、「尺骨神経麻痺」の一種で、尺骨神経を支えている靭帯が硬くなることや、ガングリオンなど腫瘤が神経の周囲にできることで圧迫されることがあるほか、加齢やケガ、スポーツなどにより肘が変形して圧迫されることもあります。また、あまり多くありませんが、子どもの頃の肘の骨折後の変形の影響で発症することもあります。

肘部管症候群は、麻痺の進行度によって症状の現れ方が変わります。

初期の段階では、自覚症状は小指と薬指の小指側半分のしびれ程度ですが、進行するに従って、しびれが強くなったり、手がやせてきたりします。少しずつ小指と薬指が伸ばしづらくなって、細かい作業が難しくなっていき、やがて手を伸ばそうとしても小指と薬指が曲がったままの状態になります。この手の状態を「鷲手変形《わしてへんけい》」あるいは「鉤爪変形《かぎづめへんけい》」と呼びます。

肘部管症候群は尺骨神経がダメージを受けて発症する

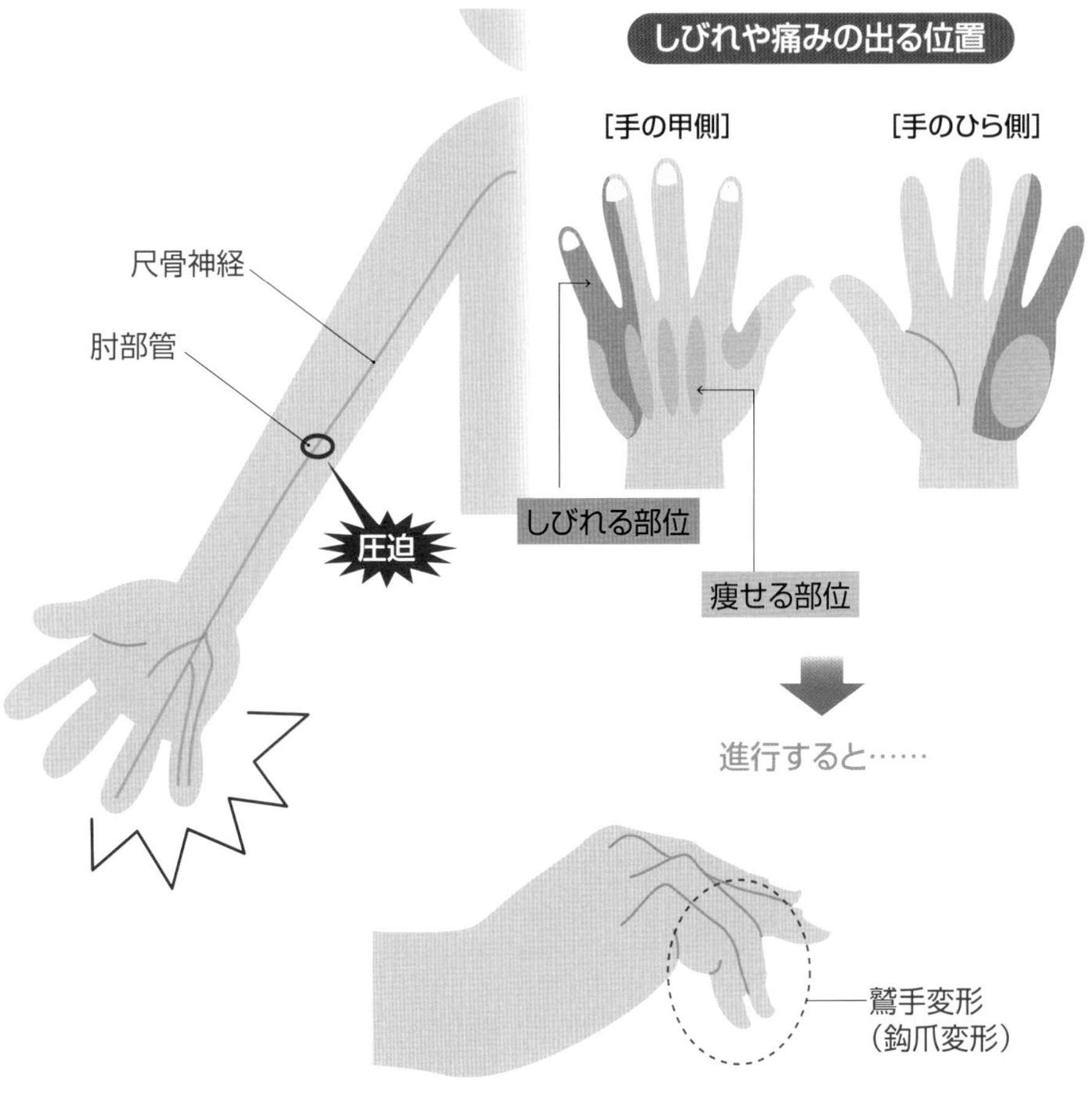
尺骨神経
肘部管
圧迫
しびれや痛みの出る位置
[手の甲側]
[手のひら側]
しびれる部位
痩せる部位
進行すると……
鷲手変形
(鉤爪変形)

小指と薬指が曲がったままの状態に

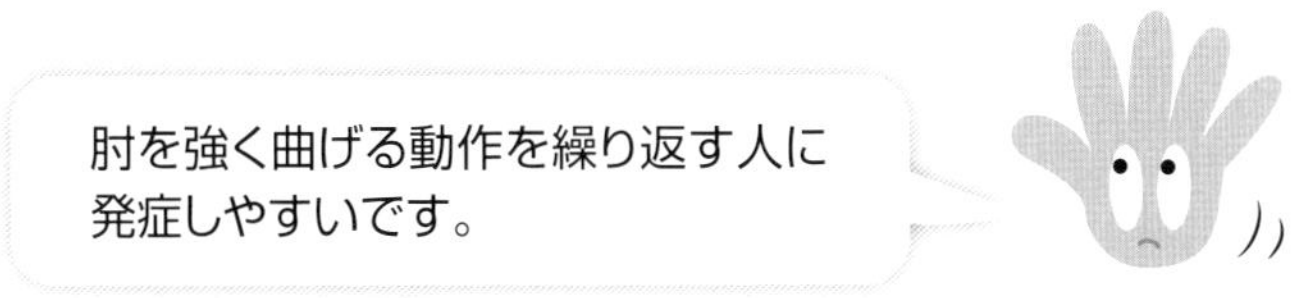
肘を強く曲げる動作を繰り返す人に
発症しやすいです。

肘部管症候群の検査と診断

患者さんから小指と薬指の小指側半分のしびれや感覚の違いなどの訴えがあり、筋肉がやせているようならば、肘部管症候群の疑いがあると考えられ、刺激を与えて神経の反応を観察する検査、画像検査や電気生理学的検査などによって、確定診断が行われます。

ティネル様サインでは、しびれの範囲や痛みの感じ方などが検査されます。肘の内側の膨らんでいる部分は肘部管の上に当たるので、そこを叩いて小指と薬指の小指側半分にしびれが出るかが確認されます。健康な肘部管でも反応は出るため、症状のない側との反応を比べます。

この他「肘屈曲テスト」「フローマンサイン」「江川サイン(徴候)」も行われます。肘屈曲テストでは、肘を深く曲げて、痛みやしびれが悪化するかどうかが確かめられます。フローマンサインとは、両手の親指と人差し指で紙をつまみ、反対方向に強く引っ張る様子を観察するものです。紙がうまくつかめずに抜けてしまったり、紙を引っ張るときに親指が立つようになるフローマンサインが認められたりする場合は、肘部管症候群が疑われます。これは筋肉がやせてしまっているために現れる症状です。江川サインとは、指を広げてテーブルの上に手を置き、中指を横に動かせるかが評価されるものです。中指を動かす背側骨間筋《はいそくこっかんきん》は尺骨神経がコントロールしているので、その働きを確かめられます。

レントゲン検査では、肘の骨に変形がないか、関節の隙間が狭くなっていないかなどが確認されます。肘の内側にトゲ状の余分な骨である骨棘が見つかることもあります。MRI検査、CT検査、超音波検査では、腫瘤や肘周辺の組織の状態などが確認されます。また、尺骨神経に電気刺激を加えてその反応から神経伝導の速さを調べる「神経伝導速度検査」なども行われることがあります。

肘部管症候群の検査

■ 検査の流れ ■

神経の反応を観察

ティネル様サイン

肘の内側を叩いて
しびれの出方を調べる

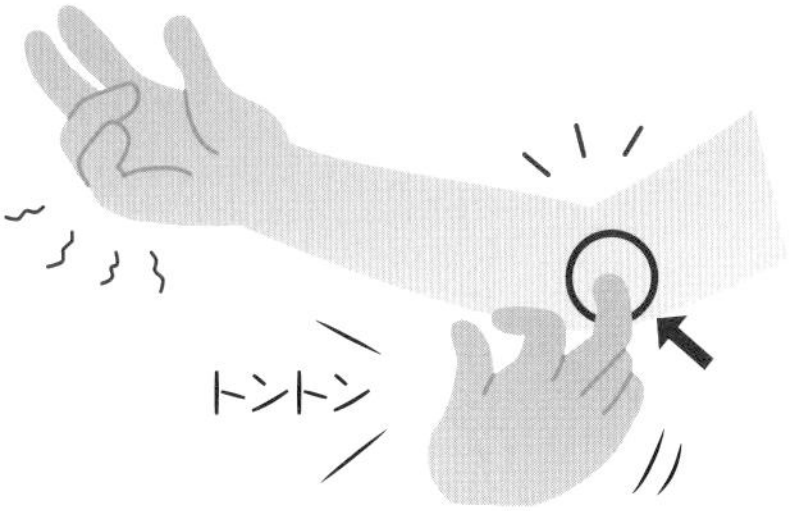

フローマンサイン

親指と人指し指で紙
をつまみ、反対方向に
強く引っ張る。紙がつかめ
ず指が抜けたり、親指が立
つかなどを調べる

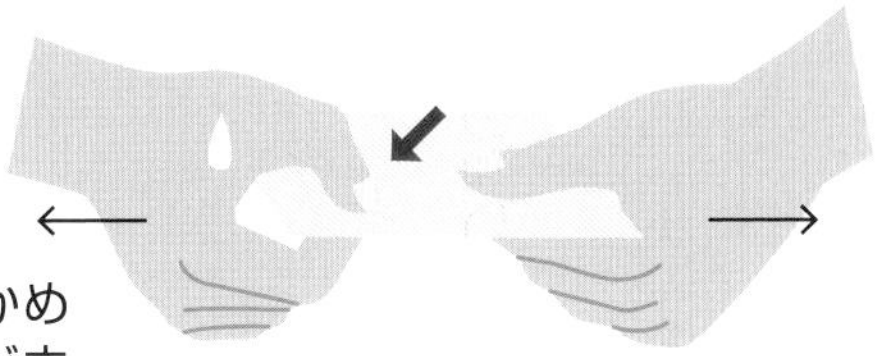

江川サイン（徴候）

指を広げてテーブルに置く。
中指を横に動かせるかを調べる

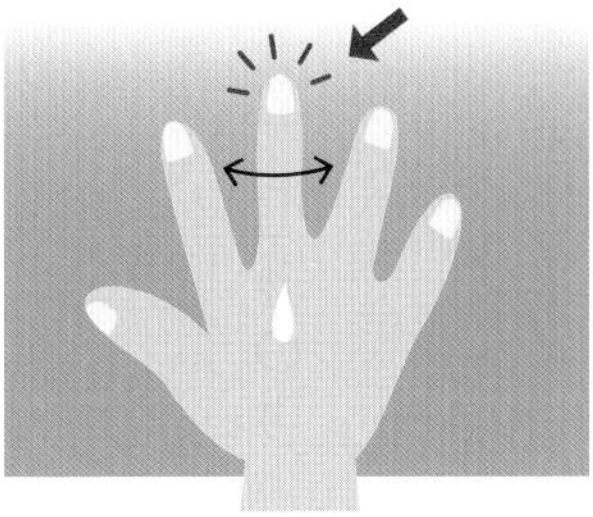

＋

画像検査や電気生理学的検査など

＝

確定診断

肘部管症候群の治療

肘部管症候群の治療は、薬（ビタミンB12製剤）の投与による保存療法で様子を見て、それでも改善が見られないようなら手術が検討されます。

保存療法では、肘を長時間曲げ続けないことがポイントとなります。

飲み薬を使ったうえで、肘を安静に保つようにします。

日頃どんな行動をすることによって、肘を曲げる動作をしているのかを振り返ってみるようにしましょう。なるべく肘を曲げることを避けるようにすることが大切です。夜間は肘を伸ばして寝る、イスや机などの高さを調整する、クッションを使用するといったことにより、肘への負担を減らすようにします。

こうした保存療法を行っても症状の改善が見られない場合や、しびれが強かったり、筋肉のやせが進んで日常生活に支障をきたしたりする場合は、手術療法が検討されます。

手術では、尺骨神経への圧迫を開放するための「肘部管開放術」が主に行われます。

肘関節内側の皮膚を切り開いて、肘部管で尺骨神経を圧迫している靭帯や筋肉、筋膜などを切離したり、ガングリオンなどの腫瘤があればこれを切除したりします。

また、肘関節の状態によっては、あわせて「キング変法」「尺骨神経前方移動術」が行われることもあります。

キング変法は、肘の曲げ伸ばしの際に、肘の骨により尺骨神経への圧迫が強くなる場合に行われるもので、肘の内側の一部の骨の切除と尺骨神経を剥がして離すものです。

尺骨神経前方移動術は、尺骨神経を前方に移動させる手術で、これにより肘を曲げたときに尺骨神経が牽引されることが防げます。

肘部管症候群の保存療法と手術療法

保存療法

肘を安静に保つ。ポイントは長時間肘を曲げないこと

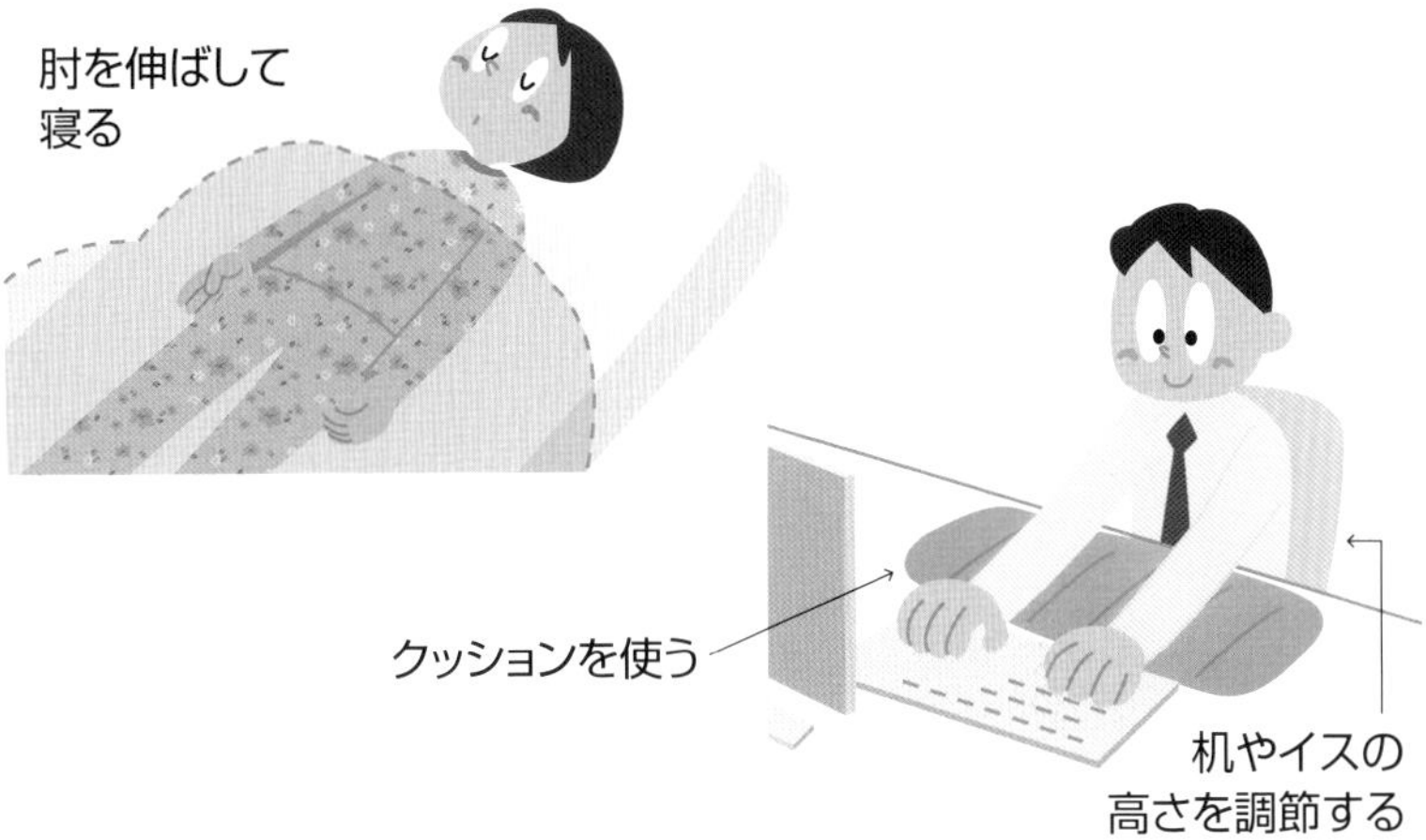
肘を伸ばして
寝る
クッションを使う
机やイスの
高さを調節する

改善がみられない場合

手術療法

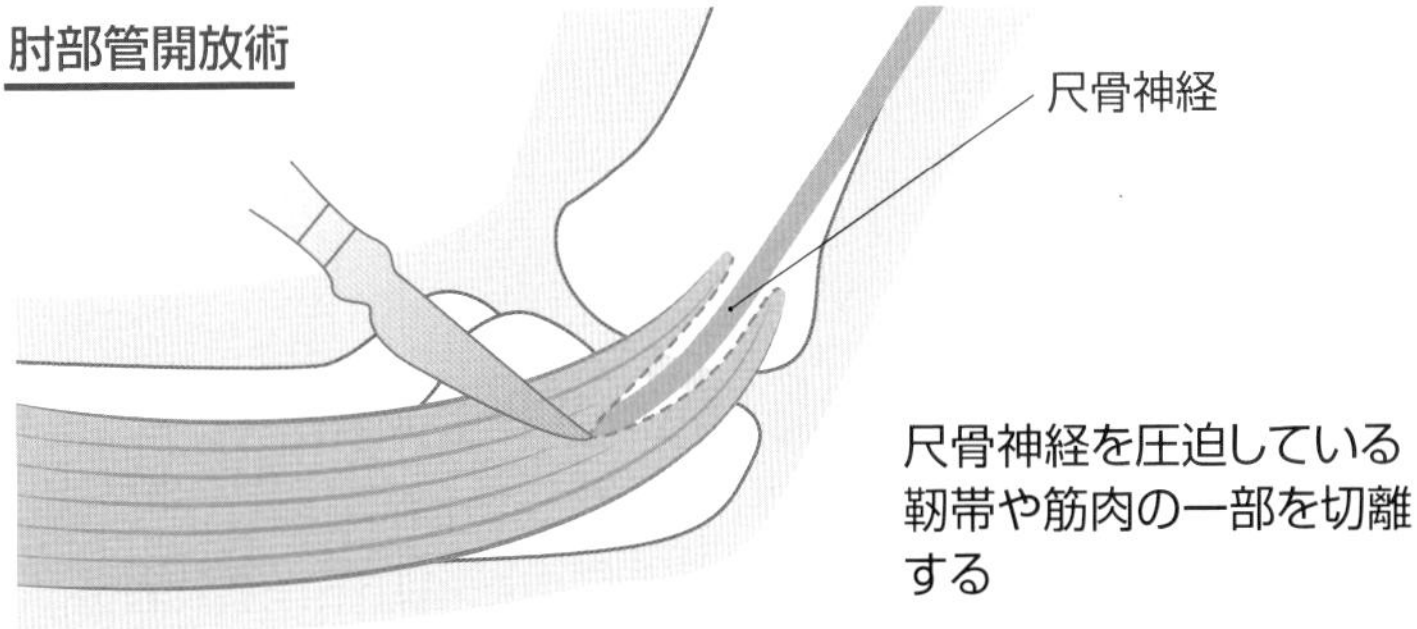
肘部管開放術
尺骨神経
尺骨神経を圧迫している
靭帯や筋肉の一部を切離
する

指先が動きづらくなる「尺骨神経麻痺」

尺骨神経麻痺の原因と症状

尺骨神経麻痺は、肘の内側にある尺骨神経が何らかの原因でダメージを受けて麻痺して、指先がしびれたり、動かしづらくなったりする病気です。

前項で紹介した肘部管症候群や「ギヨン管症候群」といった絞扼性神経障害で起こる場合と、その他の原因で尺骨神経が傷ついて麻痺する場合があります。

尺骨神経とは、上腕から肘の内側のトンネル状の肘部管、手首から手のひらの小指側に向かっているギヨン管を通って指先までつながっている神経で、小指と薬指の小指側半分と手の小指側の感覚や、手首や指を曲げる動き、手の中の母指球筋以外の筋肉の動きのほとんどに関わっています。

このため尺骨神経麻痺は、尺骨神経のどの部位が傷ついて麻痺するかによって、症状の現れ方が異なります。

ギヨン管症候群は、ギヨン管を通っている尺骨神経が圧迫されて、麻痺したときに起こる病気で、ギヨン管のなかにガングリオンなどの腫瘤ができることで発症します。

また、骨折やケガ、腱や神経への慢性的な圧迫や牽引、仕事や生活のなかで手を酷使することにより発症することもあります。マウス操作や自転車の運転をよくする人、ハンマーなどをよく使う人は注意が必要です。

尺骨神経麻痺の症状が進むと、肘部管症候群と同様に小指や薬指の付け根の関節が伸びて、逆にDIP、PIP関節が曲がってしまう鷲手変形（鉤爪変形）が現れます。

尺骨神経麻痺を引き起こす“ギヨン管症候群”とは

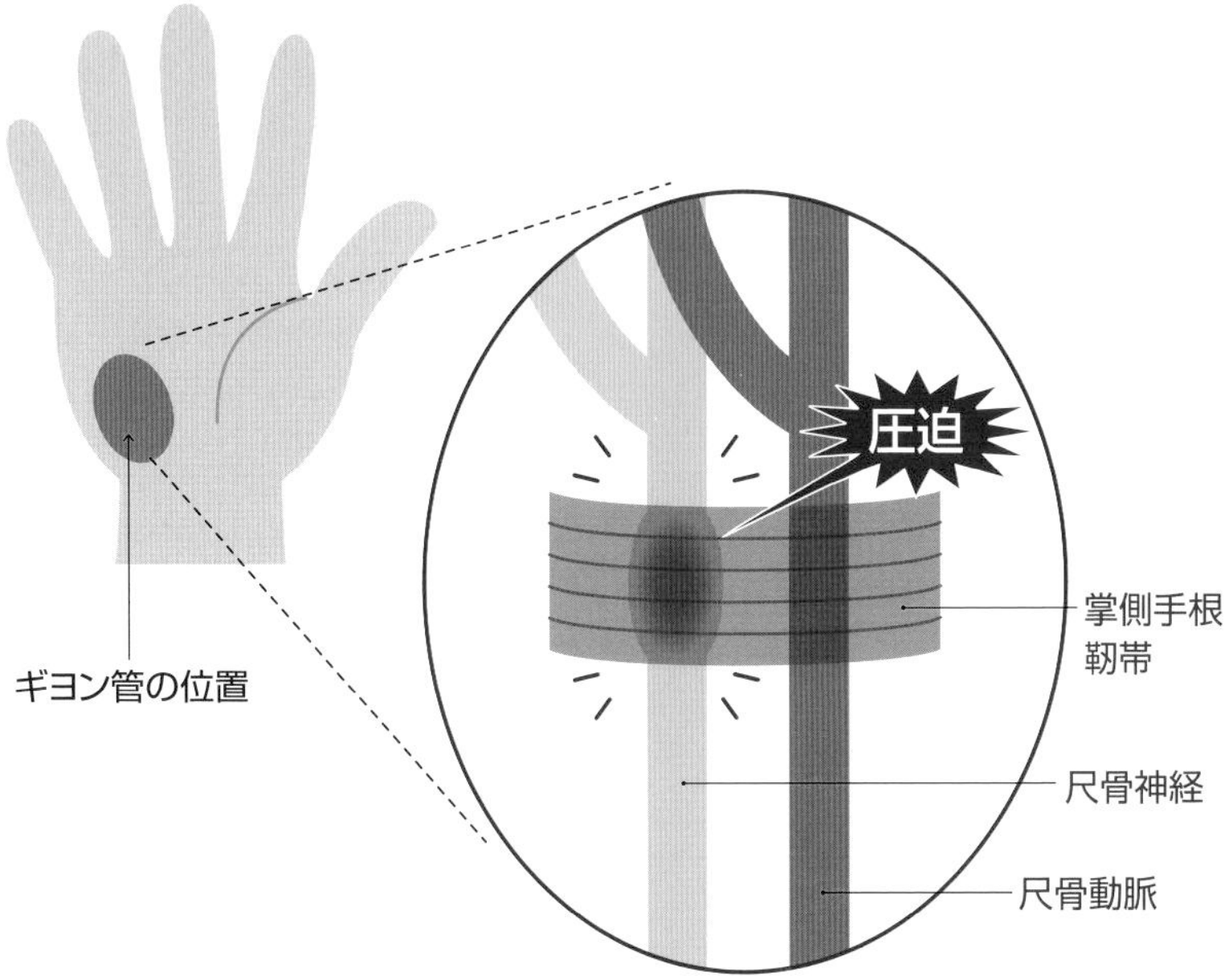
ギヨン管の位置
圧迫
掌側手根
靭帯
尺骨神経
尺骨動脈

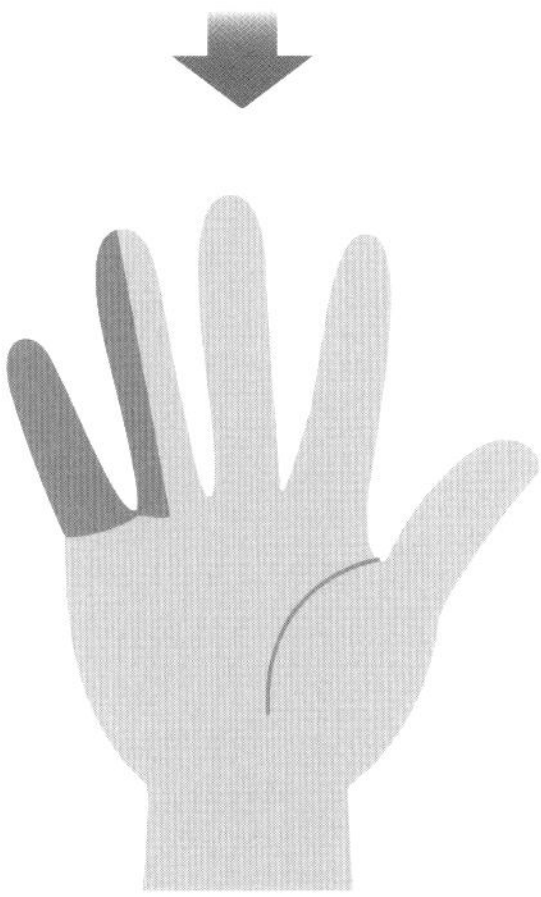
小指と薬指の小指
側半分に感覚障害
が起こる

尺骨神経麻痺の検査と治療

尺骨神経麻痺は、小指と薬指の小指側半分の手の内側の感覚がおかしくなったり、指先がしびれたり、動かしづらくなったり、いくつか特徴的な症状があります。しかし、なかにはしびれが出ずに筋肉の萎縮が進むケースもあります。また、頸椎症や胸郭出口症候群など、混同しやすい病気があるため、そうした病気との鑑別も必要になります。

診察では、問診の後、ティネル様サインや肘屈曲テスト、フローマンサイン、江川サイン（徴候）などが行われ、しびれや皮膚の感覚の状態が確認されます。尺骨神経がコントロールしているところと障害のあるところが一致すれば、尺骨神経麻痺の疑いが強くなります。また、確定診断として、必要に応じて画像検査や神経伝導速度検査が行われます。画像検査では、レントゲン検査、MRI検査、CT検査、超音波検査などが行われます。上腕から手首の骨に変形がないか、関節の隙間が狭くなってないかといったことや、腫瘤の有無、組織の異変などが調べられます。神経伝導速度検査では、尺骨神経の電気刺激への反応から神経伝導の速さが調べられます。

尺骨神経麻痺の治療は、ケガや骨折、腫瘤など他に原因がある場合は、そちらの治療を進めますが、基本的には保存療法になります。原因となっている部位を安静に保ち、必要に応じて飲み薬（ビタミンB_{12}製剤）が使われるほか、ストレッチなどの運動療法が行われることもあります。

保存療法を3ヵ月程度行っても改善が見られなかったり、麻痺が悪化したりする場合には、手術療法が検討されます。骨折の後やガングリオンなどの腫瘤が原因の場合はそれを切除し、神経が損傷している場合は、神経剥離術や神経縫合術、神経移植術などが行われます。神経の手術だけでは回復が期待できないケースでは、麻痺がない腱を麻痺した腱に移行させる腱移行術が行われることもあります。

尺骨神経麻痺の検査と治療

■ 検査の流れ ■

神経の反応を観察

ティネル様サイン、肘屈曲テスト、フローマンサイン、江川サイン（徴候）など

↓

画像検査／神経伝導速度検査

↓

確定診断

■ 治療の流れ ■

保存療法

安静を保つ

原因となっている部位の安静を保つ

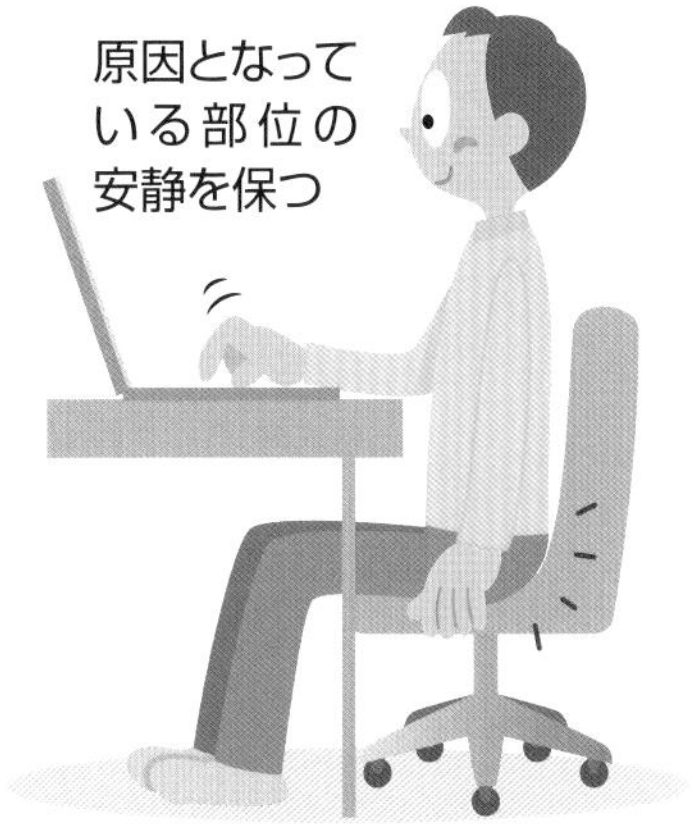

薬物療法
（ビタミンB_{12}製剤）

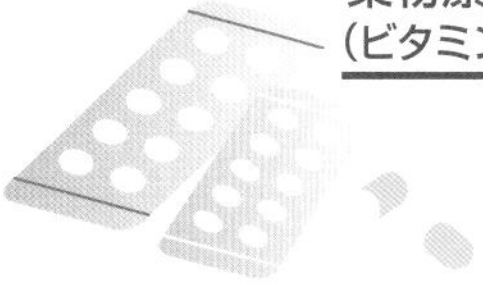

ストレッチ

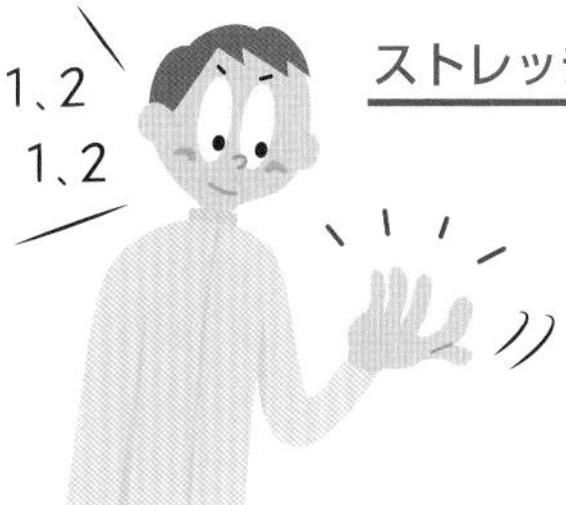

3カ月程度を目安に改善が見られないときは

↓

手術療法が検討される

手首や指が垂れ下がる「橈骨神経麻痺」

橈骨神経麻痺の原因と症状

橈骨神経麻痺は、橈骨神経が圧迫されることで麻痺が起こり、手首や指が垂れ下がってしまう病気です。

橈骨神経とは、上腕から前腕を通って親指や人差し指の指先まで通っている末梢神経のひとつです。腕の内側を通る尺骨神経、中央を通っている正中神経に対し、橈骨神経は外側を通っており、上腕の後ろ側や手首や指先を伸ばす筋肉をコントロールし、手の甲側の皮膚の感覚にも関わっています。

橈骨神経に障害が起きると、親指から薬指にかけての甲側にしびれが生じたり、腕の後ろ側や手首や指先を伸ばす筋肉が動かしにくくなったりします。そのため手首と指が垂れ下がるのです。

橈骨神経のダメージとなる原因は、ケガや骨折、圧迫、神経炎、運動のしすぎによる神経障害などです。長時間、腕に重みがかかることでも麻痺は起きます。

橈骨神経麻痺は橈骨神経がダメージを受ける位置によって、症状の現れ方が異なります。

上腕の中央部で橈骨神経が圧迫されると起こるのが、「下垂手《かすいしゅ》（drop hand）」です。下垂手が発症すると、手首をそらすことができなくなり、指の付け根の関節を伸ばすことができなくなります。ただし、DIP関節とPIP関節は伸ばすことができます。

また、肘関節で橈骨神経が圧迫されると、「下垂《かすい》指《し》（drop finger）」になります。下垂指が発症すると、指の付け根の関節を伸ばすことができなくなります。下がるのは指のみで、手首をそらすことはできます。手の甲側にしびれなどは現れません。「後《こう》骨間《こつかん》神経麻痺」とも呼ばれます。

橈骨神経への障害は、手首や指先にトラブルをまねく

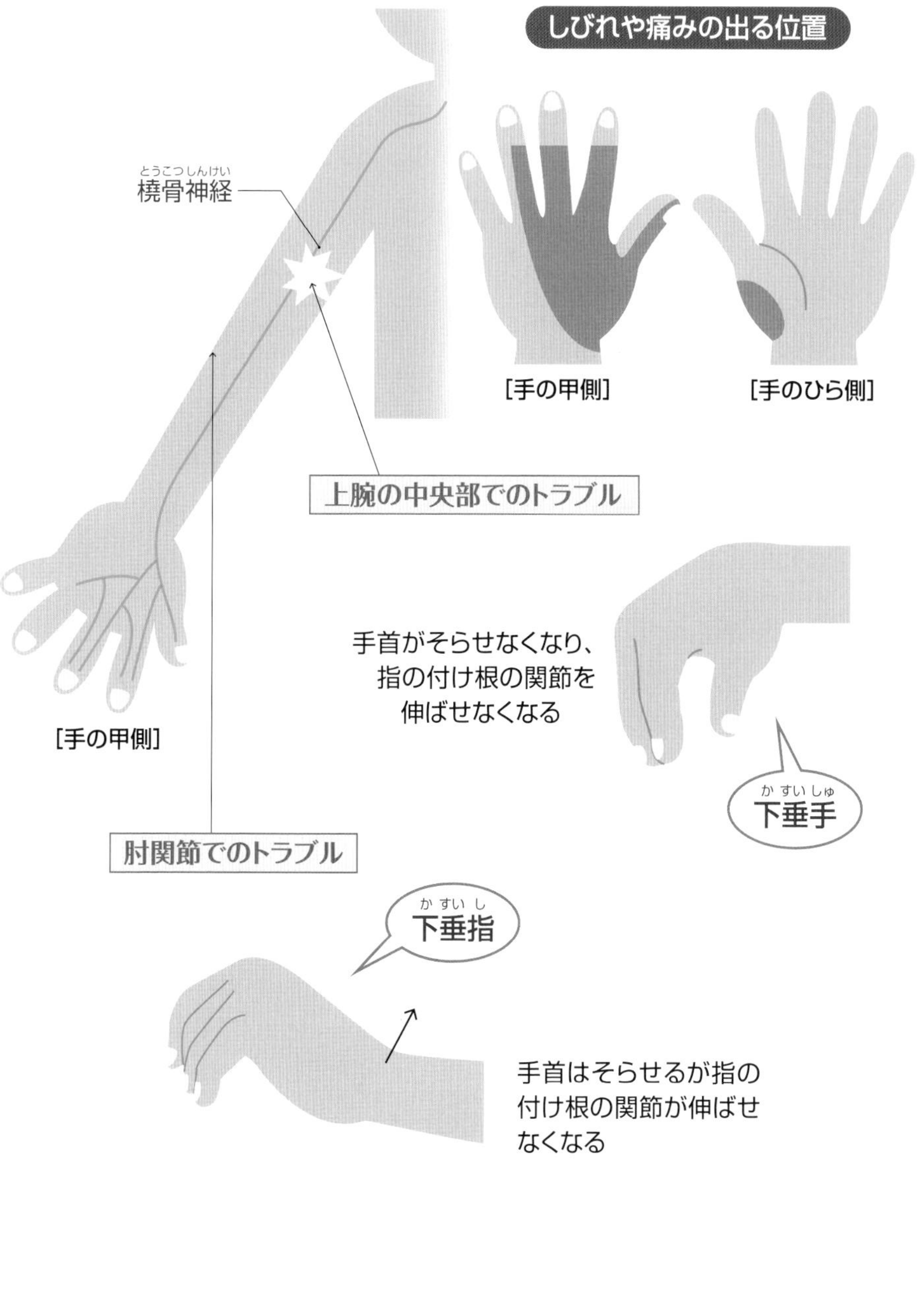
橈骨神経《とうこつしんけい》
上腕の中央部でのトラブル
[手の甲側]
肘関節でのトラブル
しびれや痛みの出る位置
[手の甲側]
[手のひら側]
手首がそらせなくなり、
指の付け根の関節を
伸ばせなくなる
下垂手《かすいしゅ》
下垂指《かすいし》
手首はそらせるが指の
付け根の関節が伸ばせ
なくなる

橈骨神経麻痺の検査と治療

橈骨神経麻痺は、比較的症状から診断がしやすい病気です。

手首や指が垂れ下がる下垂手が確認できたら、ティネル様サインを行い、感覚の反応を確かめることで、確定診断が下されます。

下垂指（後骨間神経麻痺）の場合は、下垂手と違って手の甲側にしびれなどの感覚障害がないことでわかります。

また、必要に応じて、レントゲン検査やMRI検査、CT検査、超音波検査などの画像検査や神経伝導速度検査が行われることもあります。

橈骨神経麻痺の治療については、ケガや骨折、腫瘤などが原因となっている場合は、まずはそれらの治療を行います。

一方、はっきりとした原因がわからない場合は、保存療法が基本となります。

保存療法では、原因と考えられるところを安静にします。また、コックアップスプリント（手背屈装具）やギプスシーネで手首をやや上げた状態で固定し、保護することもあります。必要に応じて、ビタミンB_{12}製剤の薬物療法が行われることもあります。その他、手首をそらすストレッチや、軽い負荷をかけて手首の曲げ伸ばしをするといった運動療法や、電気治療などの理学療法が行われることもあります。

橈骨神経麻痺は物理的な圧迫が原因となることが多いので、ほとんどのケースで保存療法が行われ、3ヵ月～半年で回復します。しかし、3ヵ月程度続けても改善が見られない場合や、麻痺が進行してしまう場合は、手術療法が検討されます。

手術では、神経剥離術や神経縫合術、神経移植術などによって神経を回復させます。また、神経の手術だけでは難しい場合は、麻痺がない腱を麻痺した腱に移行させる腱移行術により動きを回復させることもあります。

橈骨神経麻痺は保存療法で回復することが多い

保存療法

コックアップスプリント（手背屈装具）

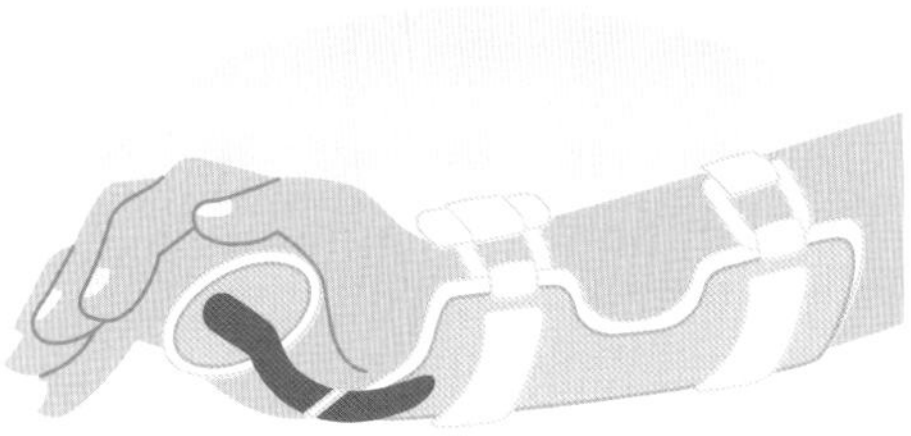

手首を上げた状態を固定、保護する。

薬物療法

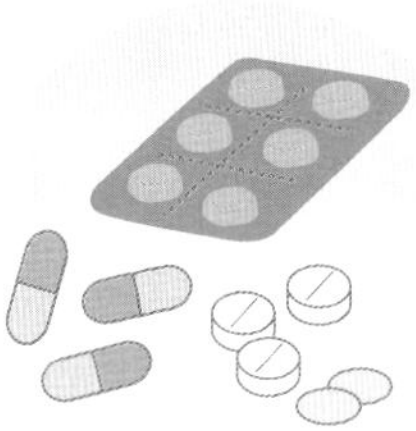

ビタミンB_{12}製剤

ストレッチ

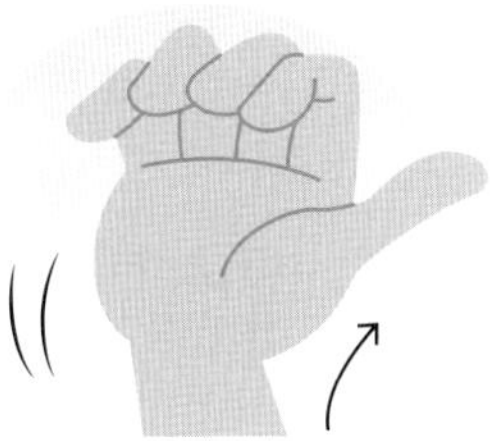

手首をそらしたり、曲げ伸ばしをするなど

改善がみられない場合、
手術療法が検討されます。

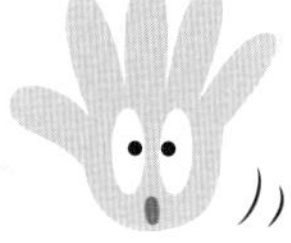

column

腕に痛みやしびれをもたらす肩周りのトラブル 胸郭出口症候群

胸郭出口症候群は、腕を上げたときに手がしびれたり、腕に力が入らなくなったりする病気です。腕を上げるときに症状が出るため、洗濯物を干す、高めの棚に物をしまうなど、日常生活の多くのシーンで困難なことが生じてしまいます。

胸郭出口とは、首から肋骨と鎖骨の間を抜けて脇の下につながる隙間のことで、末梢神経や太い血管が首から胸へ抜ける通路となっています。

この胸郭出口で神経や血管が圧迫されることで症状が起きるのが胸郭出口症候群です。

神経が圧迫されると、しびれや痛み、ピリピリ感などが起こります。また、血管が圧迫されると血行が悪くなり、脱力感やだるさなどが生じます。

胸郭出口症候群では、首や肩周囲に痛みやコリを感じることもあります。猫背やなで肩の人に多く見られる傾向がありますが、それは腕の重みで神経が引っ張られやすいからだと考えられています。パソコンの操作など、背中の丸まった姿勢を長い時間取ることは良くないので、注意しましょう。日頃から胸を張って姿勢を正すようにすることや、ストレッチを行うことが予防に繋がります。

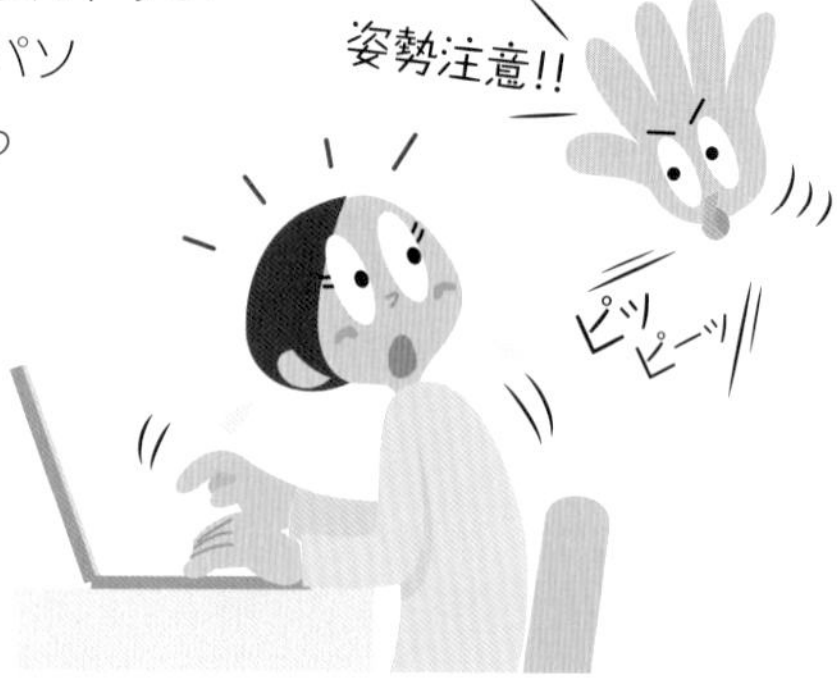

第4章

その他の手と指のトラブル

手指に起こる痛みや腫れ、変形などは、似たように見える症状でも原因はさまざまです。本章では第2章、第3章でご紹介したもの以外の原因による手指のトラブルについてご紹介していきます。

免疫異常で起きる「関節リウマチ」

関節リウマチはなぜ起きる？

指の関節のこわばりから始まって、痛みや腫れが起こることで気がつくことの多い病気が、関節リウマチです。

関節リウマチは、免疫の異常から関節で炎症が起き、やがて軟骨や骨が破壊されて関節の変形へと進む病気です。免疫は本来、ウイルスや細菌などの体に侵入してくる〝異物〟を攻撃して、排除するしくみですが、何らかの原因で免疫システムに異常が起きると、自分の細胞や組織を攻撃してしまうことがあります。こうした病気を「自己免疫疾患」と言います。関節リウマチで免疫に異常が起きる原因は、まだ解明されていませんが、遺伝的な要因に、喫煙、ウイルスや細菌への感染といった環境的な要因が重なることで、発症すると考えられています。

関節リウマチでは、自己免疫細胞の暴走によって炎症が起き始めるのは、関節内の「滑膜」からです。滑膜は、関節全体を包んでいる袋状の膜である「関節包」の内側にある薄い膜上の組織です。関節では2本の骨が向かい合っていますが、接触したときに衝撃を緩和するためにそれぞれの関節の表面は軟骨組織になっていて、滑膜はその接続部分の外側を覆っています。

滑膜の中は滑液で満たされていて、潤滑油の役割を果たしていますが、自己免疫細胞の暴走により、滑膜に炎症が始まると、その炎症を悪化させる物質が次々とつくられ、軟骨などにも炎症が及ぶようになります。また、炎症を悪化させる物質は、骨を壊す細胞の働きを過剰にするため、骨の破壊にも繋がります。このため関節リウマチを発症すると、関節の痛みをはじめ、腫れや変形が起こります。

関節リウマチは体を守るはずの免疫が自分の組織を攻撃してしまう！

正常な免疫は……

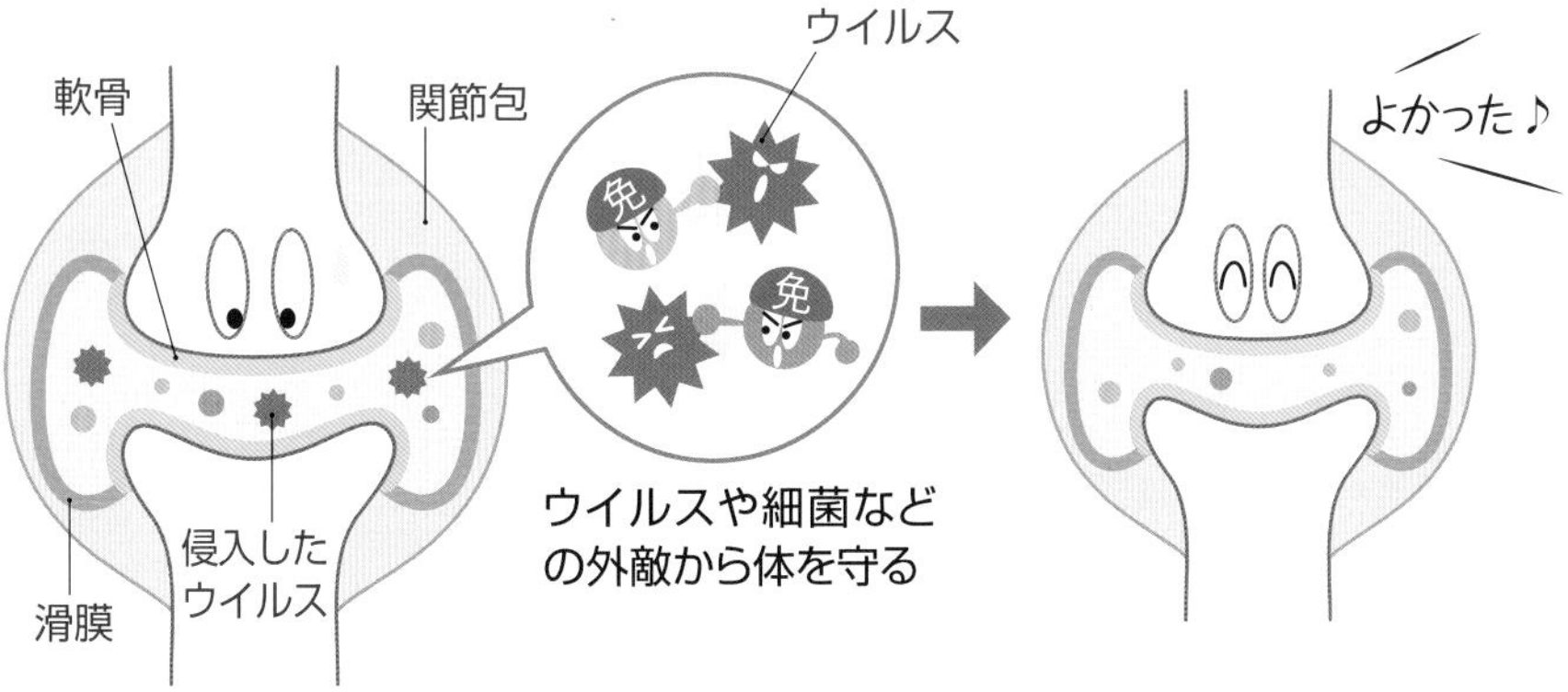
ウイルス
軟骨
関節包
よかった♪
免
免
侵入した
ウイルス
滑膜
ウイルスや細菌など
の外敵から体を守る

免疫の暴走が始まると……

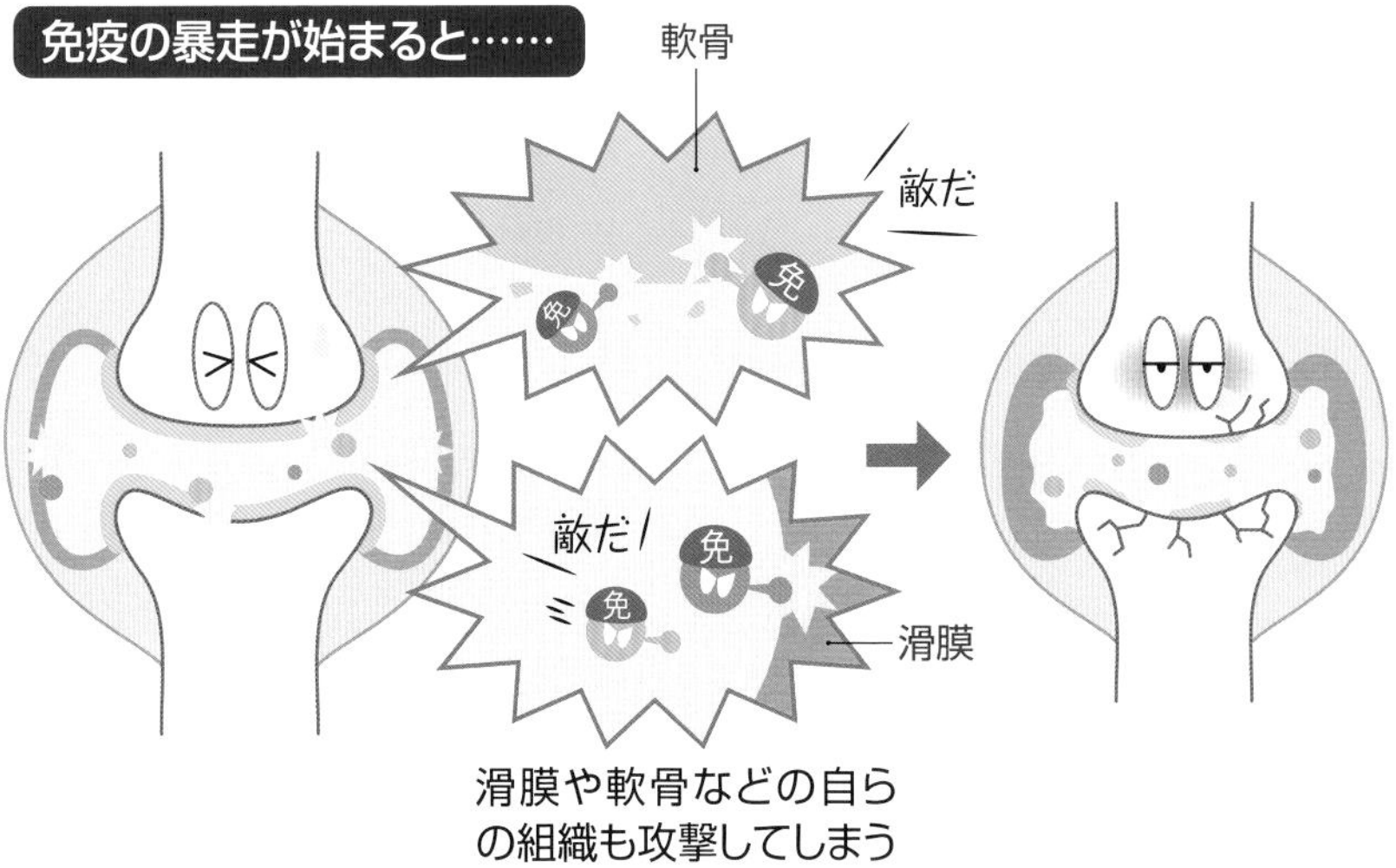
軟骨
敵だ
免
免
敵だ
免
免
滑膜
滑膜や軟骨などの自ら
の組織も攻撃してしまう

関節リウマチは〝関節の火事〟にたとえられます。免疫の暴走が主に関節で起き、炎症を起こすのです。関節炎は手指や足指の関節から始まることが多いのです。

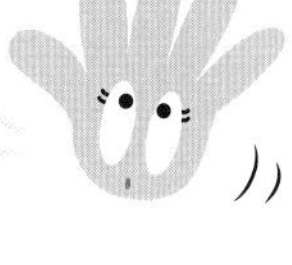

関節リウマチを発症すると……

関節リウマチの症状は、「何となく細かい作業が苦手になる」「服のボタンがかけづらい」「つまずきやすくなる・転びやすくなる」といったことから始まります。

最初は関節の見た目には、ほとんど変化はありません。しかし、滑膜では炎症が起きており、炎症が続くと、関節内に余分な水分が溜まって、見た目にも少し腫れてブヨブヨしてきます。関節に赤みがさしてくることもあります。

初期症状としては、起床時にこわばりが出ることが多く、1〜2時間で違和感は消えます。

もう少し進行すると、滑膜が厚みを増してきます。軟骨や骨の破壊も進んできます。また、最初は1〜2箇所だった腫れや痛みのある部位が、だんだんと増えてきます。右手の指が腫れたら、左手の指も腫れるというように、体の左右片側だけでなく、両側に症状が出るのが特徴です。その他、肘や膝などの大きな関節にも症状が出るようになり、微熱や倦怠感のような全身症状が現れることもあります。

さらに進行すると、「関節水腫」や「腱鞘炎」、「滑液包炎《かつえきほうえん》」のような症状が起きてきます。

関節水腫とは、関節内部に余分な水分が溜まるものです。膝で起きやすく、膝で起きると正座ができなくなったりします。また、腱鞘炎は、関節リウマチの炎症が腱鞘で起きているもので、62頁で紹介した「ばね指」になることもあります。

滑液包炎は、関節部で皮膚と骨の間や腱の付着部に接するところにある袋に炎症が起きることで腫れてしまいます。

そこからさらに進行すると、関節や軟骨の破壊や筋の萎縮などにより「リウマチ変形」と呼ばれる独特の変形が見られるようになるほか、関節の筋が萎縮して関節が伸ばせなくなる「拘縮《こうしゅく》」が現れることもあります。

「朝のこわばり」は関節リウマチの典型的な症状

初期症状は「朝のこわばり」

こわばりは
1～2時間
続く

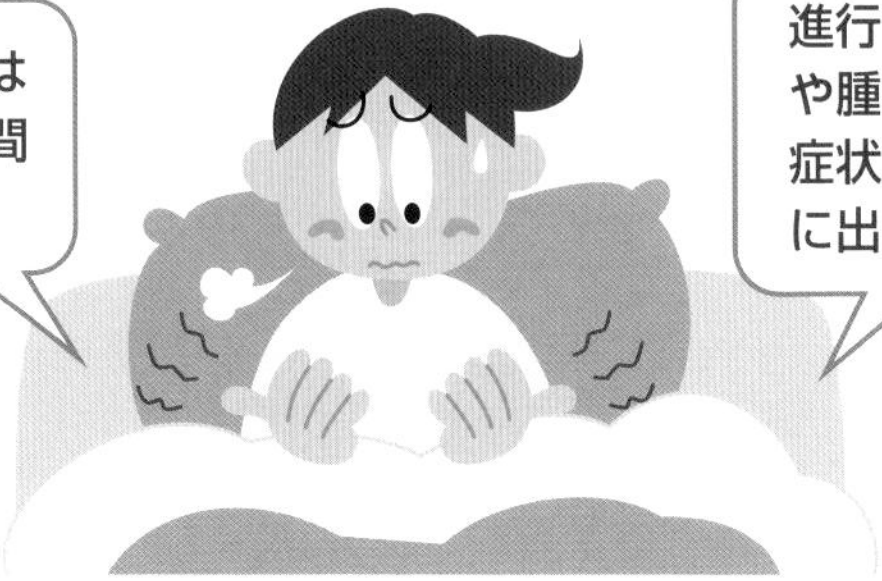

進行すると痛み
や腫れが出現。
症状が左右対称
に出るのが特徴

さらに進行すると、関節リウマチ独特の変形がみられることも

リウマチ変形

スワンネック変形

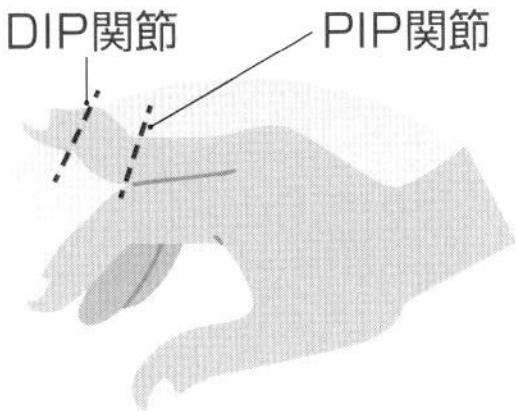

指が白鳥の首のように
曲がる

ボタンホール変形

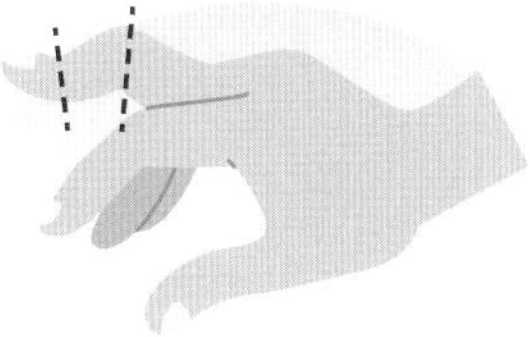

指がスワンネックと
逆に変形

尺側偏位

手の指が流れ
るように小指
側に傾く

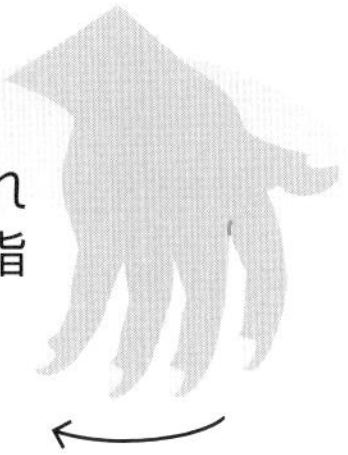

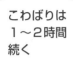

その他
関節が伸ばせなくなる
「拘縮」など

関節リウマチの検査と診断

関節リウマチの疑いがあるときは、リウマチ科や膠原病内科、リウマチ外科などを受診します。関節リウマチの診断は、特に初期段階では難しいので、専門医に診てもらうことが望ましいです。

問診では、症状に関すること以外にも、家族歴や病歴なども重要なことなので必ず伝えるようにします。

また、問診とあわせて、患部を観察するための視診や触診が行われ、血液検査、画像検査なども行われます。

血液検査では、体の中の炎症反応がわかる「血沈《けっちん》」「CRP（C反応性たんぱく）」が調べられるほか、赤血球や血小板などの血液成分の変化も調べられます。

さらに、関節リウマチで見られる「リウマトイド因子」「抗CCP抗体」「マトリックスメタロプロテイナーゼ3（MMP-3）」も調べられます。

画像検査では、レントゲン検査、超音波検査、MRI検査、CT検査などによって、関節内の軟骨、関節周囲の組織や骨の状態が調べられます。

これらの検査結果などを総合して、関節リウマチの診断は下されるのですが、診断には「関節リウマチ分類基準」が使われます。

分類基準には、腫れや圧痛のある関節の数や血液検査の結果、関節が腫れるようになってからの期間、血液検査の炎症反応の有無といったことについて、細かい項目があり、それぞれ点数がつけられます。

総合点が6点以上だと、関節リウマチと診断されます。ただし、総合点が6点以下でも病歴や血液検査の結果によっては関節リウマチと診断されることもあります。

また、分類基準の総合点が6点以下で、関節リウマチらしき症状が続く場合には、改めて診断し直すことがあります。

関節リウマチ分類基準

以下の4つの項目の総合点が6点以上で関節リウマチと診断されます。

腫れや圧痛のある関節の数

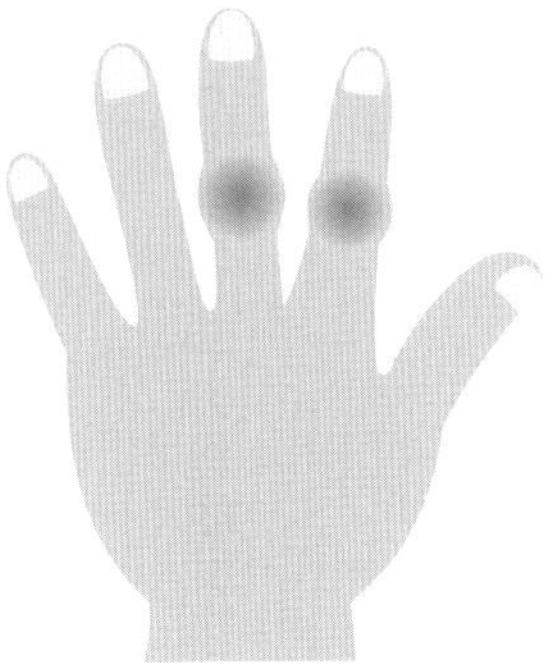

大関節の1カ所 …0点
大関節の2〜10カ所 …1点
小関節の1〜3カ所 …2点
小関節の4〜10カ所 …3点
最低1つの小関節を含む11カ所以上 …5点

血液検査の結果

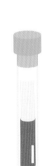

リウマトイド因子・抗CCP抗体が陰性 …0点
リウマトイド因子・抗CCP抗体のどちらかが低値陽性 …2点
リウマトイド因子・抗CCP抗体のどちらかが高値陽性 …3点

関節が腫れるようになってからの期間

6週間未満 …0点
6週間以上 …1点

血液検査の炎症反応の有無

血沈・CRP(C反応性たんぱく)が正常 …0点
血沈・CRP(C反応性たんぱく)のどちらかが異常 …1点

※関節リウマチ分類基準には、アメリカリウマチ学会(ACR)が定めたものと、ヨーロッパリウマチ学会(EULAR)が定めたものがある。

関節リウマチの治療

かつて関節リウマチには重たい病気といったイメージがありました。しかし、現在では症状の進行を抑えるようにコントロールしていくことが可能な病気となっています。

その大きな要因となったのが、薬物療法の進歩で、関節リウマチの治療では、薬物療法が中心となります。あわせてリハビリテーションが行われることもあり、関節の破壊が進んで指の変形が気になるときなどは、手術療法が検討されることもあります。

薬物療法では、免疫システムの暴走を抑えるように働きかけ、関節での炎症を止め、関節の破壊を防いでいきます。使用される薬は、大きく「抗リウマチ薬」「非ステロイド性抗炎症薬」「ステロイド」「生物学的製剤」の4つに分けられます。初期の段階は、抗リウマチ薬で免疫システムの暴走を抑えて、関節の破壊を防ぎつつ、非ステロイド性抗炎症薬やステロイドを使って炎症や痛みを抑えることもあります。また、抗リウマチ薬で十分な治療効果が望めないときは、生物学的製剤が使われます。生物学的製剤とはバイオテクノロジーによってつくられる薬ですが、炎症を起こす物質や細胞をピンポイントで狙って働きかけ、炎症を強力に抑えることができます。

薬物療法を行っているときに、関節の機能を衰えさせないために大切なのが、リハビリテーションです。リウマチ体操などで、関節の動きをよくして筋力を維持し、手指の動作を保っていきます。

手術療法には、人工関節を挿入する「人工関節置換術」やスクリューなどで関節を固定する「関節固定術」、関節の一部を切除する「関節切除形成術」などがあります。手術により変形を整えることで、痛みが改善したり、体を動かしやすくなったりします。

この他、日常生活におけるセルフケアのことを意味する「基礎療法」も大切です。生活習慣などを正して、関節リウマチの悪化を防ぎます。

関節リウマチ治療の中心は薬物療法とリハビリテーション

薬物療法

治療の目的

- 免疫の暴走を抑える
- 関節の炎症を止める
- 関節の破壊を防ぐ

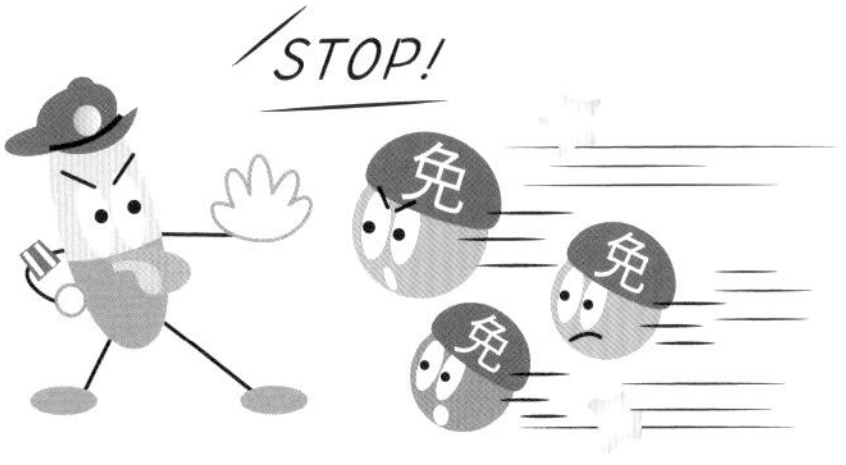

使用される薬

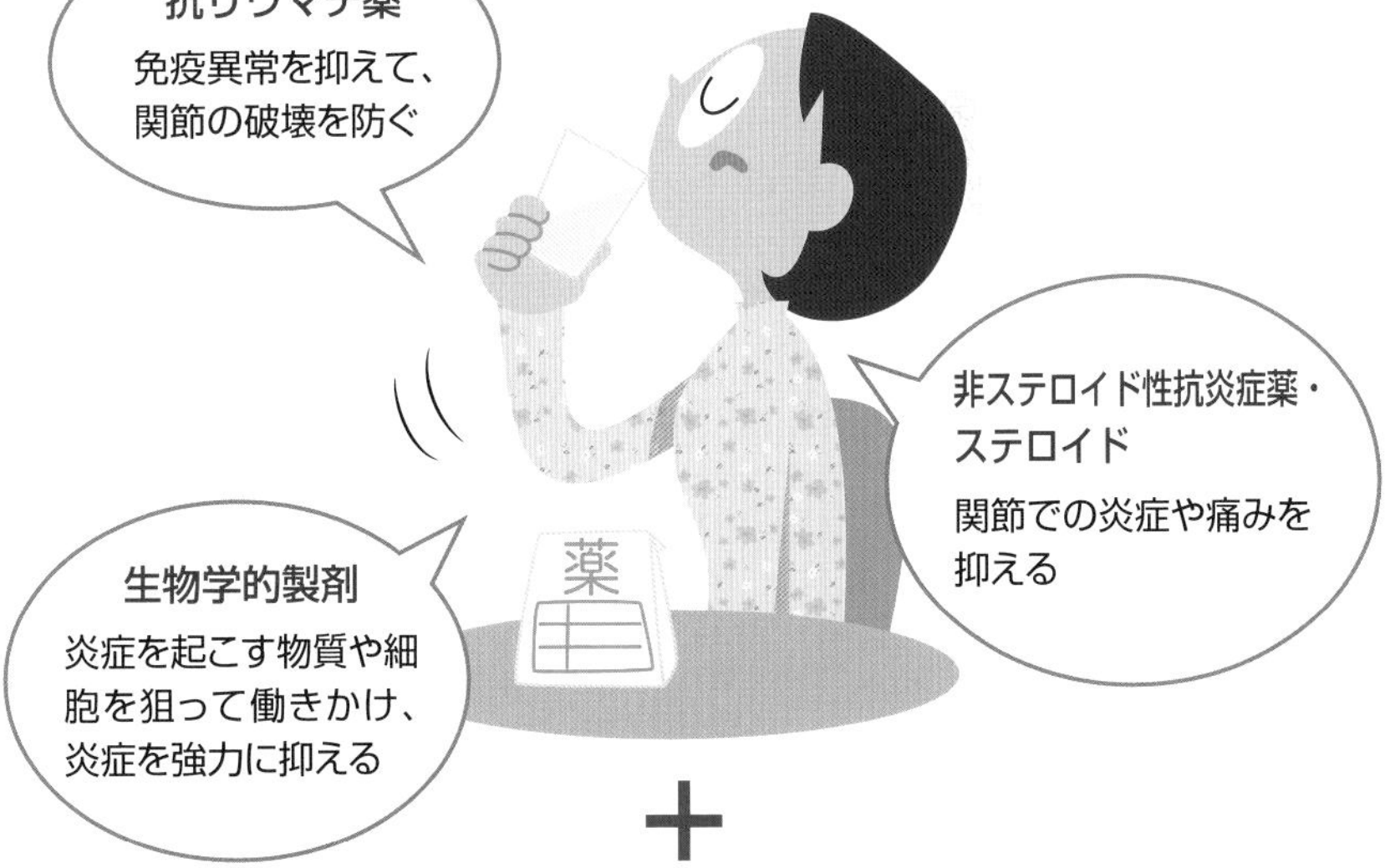
抗リウマチ薬
免疫異常を抑えて、
関節の破壊を防ぐ
非ステロイド性抗炎症薬・
ステロイド
関節での炎症や痛みを
抑える
薬
生物学的製剤
炎症を起こす物質や細
胞を狙って働きかけ、
炎症を強力に抑える

＋

リハビリテーション

関節の機能を維持するリウマチ体操など

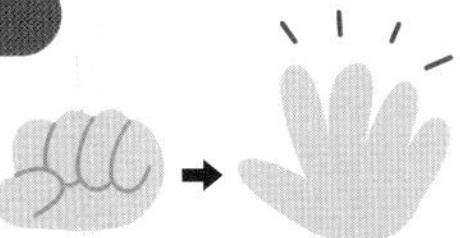

手首の周辺にこぶが現れる「ガングリオン」

ガングリオンの原因と症状

ガングリオンとはこぶのようなもので、ゼリー状の物質が詰まった腫瘤《しゅりゅう》のことです。大きさは、米粒程度からピンポン玉くらいまでで、硬さはさまざまです。

ガングリオンは、関節包や腱鞘が変性することで発生するものです。

手に限らず、足に発生することもあり、関節包や腱鞘があれば、全身のどこにでも発生するものですが、多くの場合、手で発生します。中でも手首の甲に発生することが多いですが、手のひらの腱鞘にできることもあります。また、手首の親指側の手のひらに近い関節包や、指の付け根の手のひらに近い腱鞘のそばにできることもあります。

ガングリオンの袋状のこぶ（腫瘤）のなかに詰まっているゼリー状の内容物は、関節内を満たしている関節液や、腱と腱鞘の潤滑油である滑液が濃縮したものです。つまり、関節包や腱鞘からガングリオンの袋の中に液体が送られてゼリー状となり、大きくなるのです。

ガングリオン自体は良性の腫瘤です。ただ、神経のそばにできた場合は、問題が生じてきます。ガングリオンによって神経が圧迫されることで、痛みやしびれに繋がるのです。

ガングリオンは幅広い年齢層で発生しますが、若い女性に多く見られます。原因ははっきりとは解明されておらず、必ずしも手の使いすぎによるものではないと考えられています。ただし、手を酷使していると大きくなって、症状の悪化を招くことがあり、安静にしていると小さくなることもあります。

ガングリオンは良性のこぶ

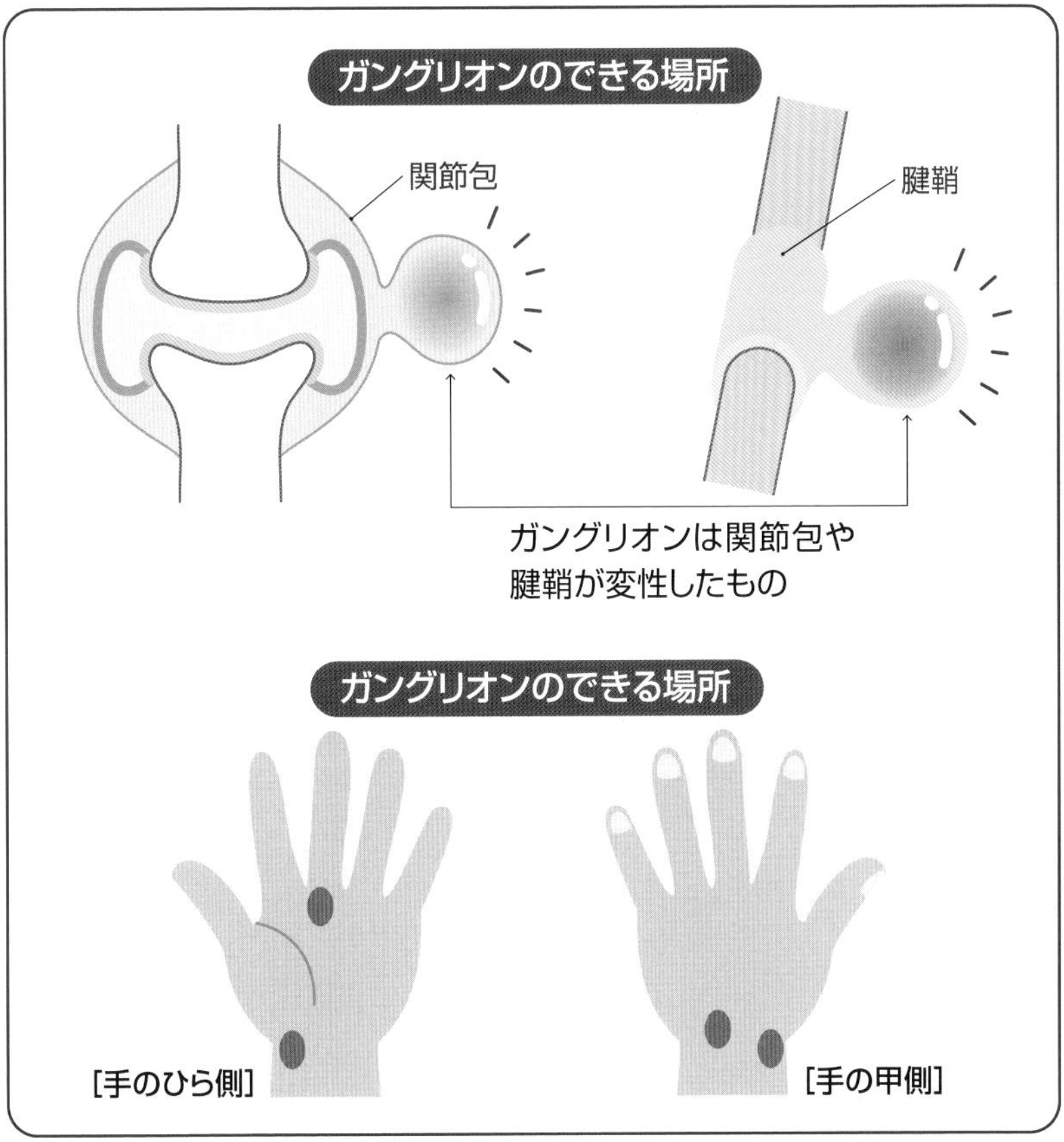

通常は症状がないが、ガングリオンが神経を圧迫すると……

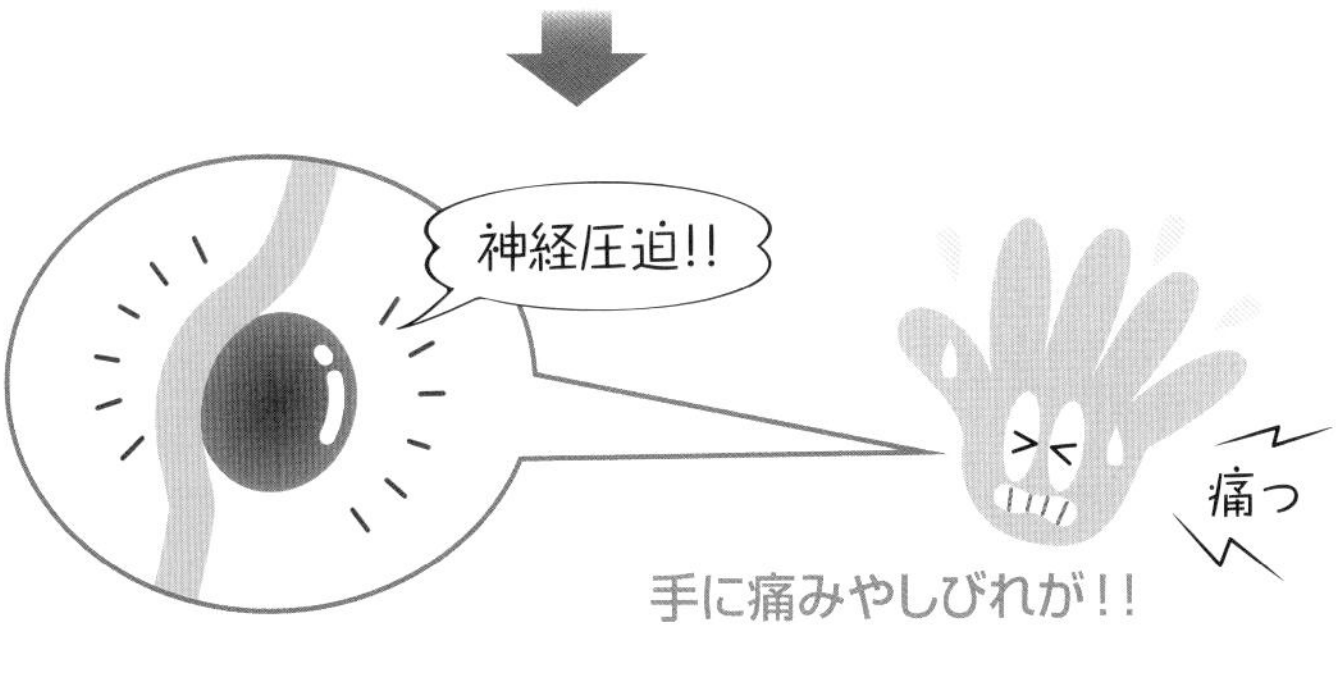

ガングリオンの検査と治療

ガングリオンは良性の腫瘤で、痛みやしびれといった症状が特になければ治療する必要はないものです。放っておくと自然に小さくなっていくこともありますが、見た目がガングリオンと似ている他の腫瘤などの可能性もありますので、きちんと診断を受けておくことは大切なことです。

こぶの形状やできている部位からガングリオンが疑われるときは、注射針を刺して内容物を確かめます。たいていの場合、この検査で診断がつきます。

わかりにくいのが、これといった原因がないのに手首が痛み続ける不顕性のガングリオンです。これは「オカルトガングリオン」と呼ばれるもので、見た目はもちろん、触っても形状が確かめられないほどの小さなこぶが、痛みの原因となります。このオカルトガングリオンは、MRI検査や超音波検査によって、確かめられることが多いです。

ガングリオンを治療する場合、保存療法として、手をなるべく使わないことで負担を減らすようにします。また、痛みやしびれがある場合は、注射器でガングリオンのゼリー状の内容物を吸引して除くようにします。その他、ガングリオンを押しつぶすこともあります。

こうした治療を行っても、ガングリオンの袋自体は残ります。そのため内容物の溜まることが繰り返され、再発することがあります。その場合、手術療法が検討されます。また、痛みやしびれがひどい場合も、手術によってガングリオンを摘出することがあります。

手術には、ガングリオンを関節包や腱鞘の一部とともに切除する「切除術」や内視鏡を使ってガングリオンの基部を切除する「関節鏡視下切除術」などがあります。なお、手術をしてガングリオンを摘出しても、再発することはあります。

治療の必要がないこともあるガングリオン

良性の腫瘤なので、痛みやしびれなど困っていることがなければそのままとし、自然に消失することもある

ガングリオンの検査

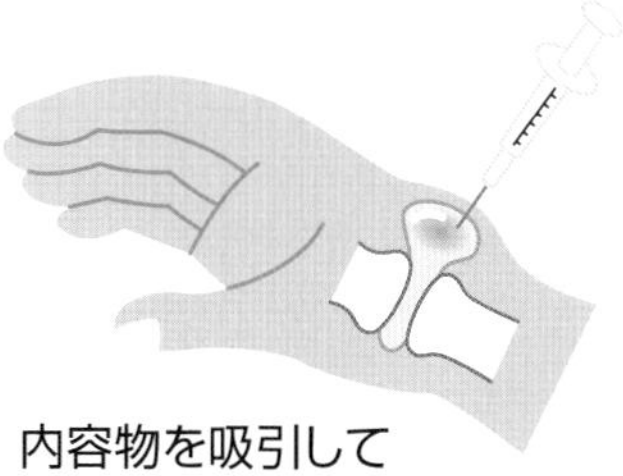

内容物を吸引して調べる

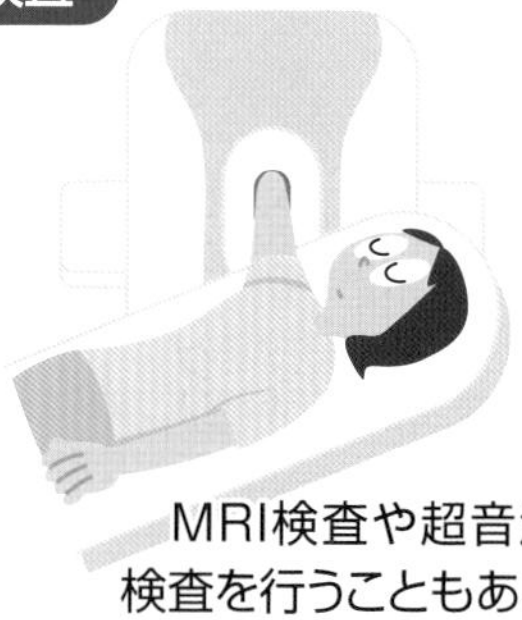

MRI検査や超音波検査を行うこともある

ガングリオンの治療

手をなるべく使わない保存療法

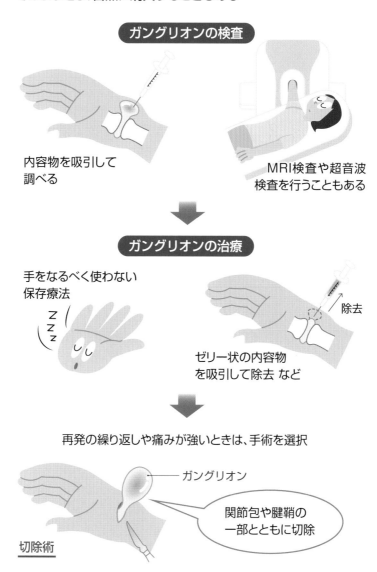

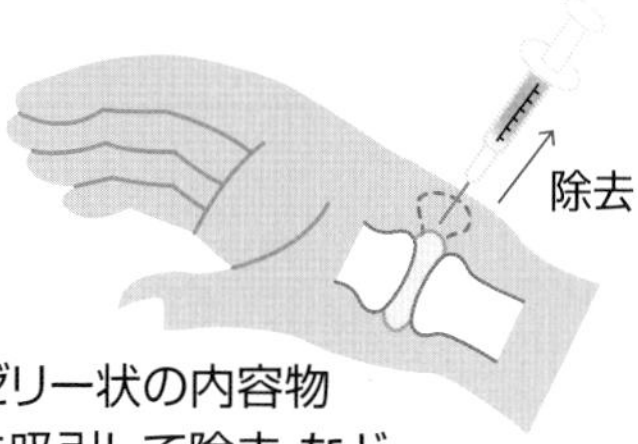

ゼリー状の内容物を吸引して除去 など

再発の繰り返しや痛みが強いときは、手術を選択

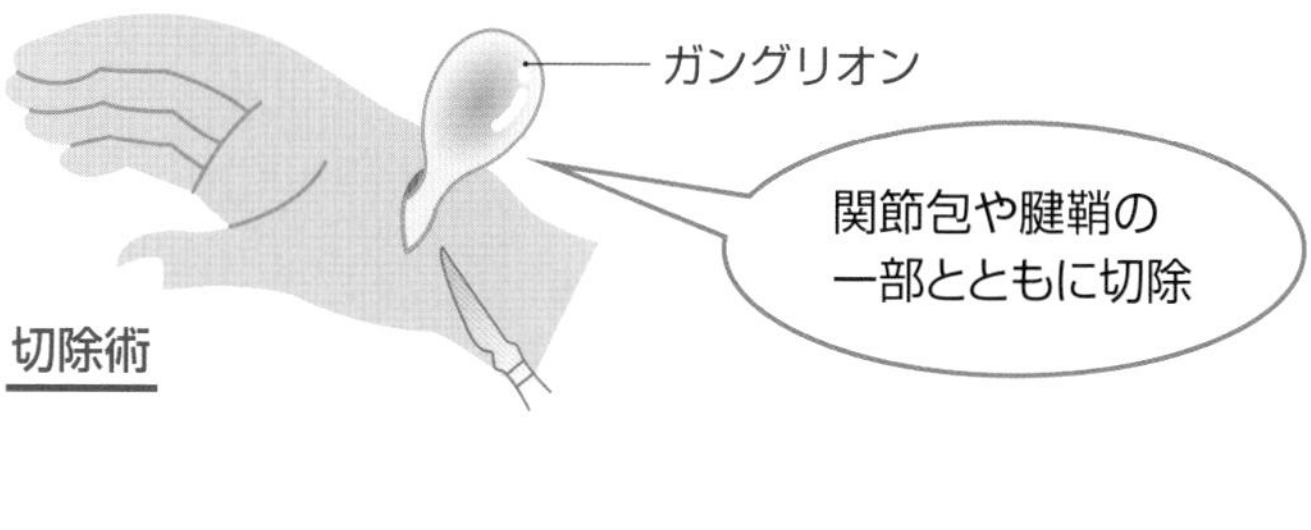

指が伸ばしにくくなる「デュピュイトラン拘縮」

手のひらの手掌腱膜が肥厚する

デュピュイトラン拘縮とは、手のひらに硬いこぶのようなもの（索状物）ができて、指が伸ばしにくくなる病気です。

手のひらには、手掌腱膜《しゅしょうけんまく》という薄い線維性の組織があり、皮膚を支えています。

手掌腱膜は、手首から各指に向かって扇状に広がっており、手のひらで物を握るときの支えとなります。この手掌腱膜が厚みを増して線維化し、短縮することで指を伸ばすのが困難になってしまうのがデュピュイトラン拘縮です。

なぜ手掌腱膜が線維化し、肥厚してしまうのか、原因はよくわかっていません。中年以降の男性に多く、糖尿病の患者さんに発症しやすい傾向があります。

デュピュイトラン拘縮が発症する場所としては、薬指や小指の下が多いですが、親指と人差し指の間にできることもあります。

なお、足の裏に同じようなものができることもありますが、足の裏に生じた場合は足底線維腫症と呼ばれます。

治療については、デュピュイトラン拘縮の場合、薬物療法やリハビリテーションなどではほとんど改善が見られないこともあり、生活に支障がない間は経過観察となります。

症状が進行すると、指が曲がったまま伸ばせない状態になるので、手術療法が検討されます。手術では、硬いしこりとなった索状物を切除して、指が伸びるようにします。術後はリハビリテーションや夜間に装具を着用する必要があります。

手のひらに〝こぶ〟ができて指が伸ばせなくなるデュピュイトラン拘縮

デュピュイトラン拘縮とは

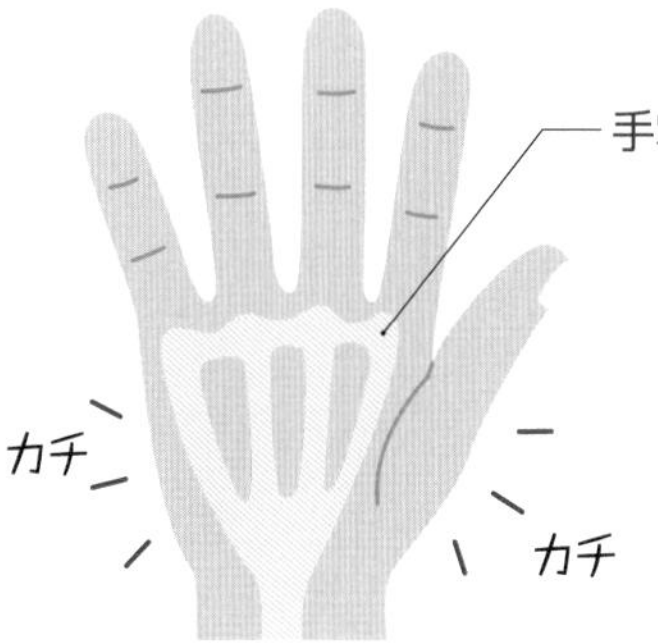

デュピュイトラン拘縮では、手のひらの皮膚の下にある手掌腱《しゅしょうけん》膜《まく》が硬くなり、指を伸ばすのが難しくなる

病 態

手のひらに硬いこぶが複数できる

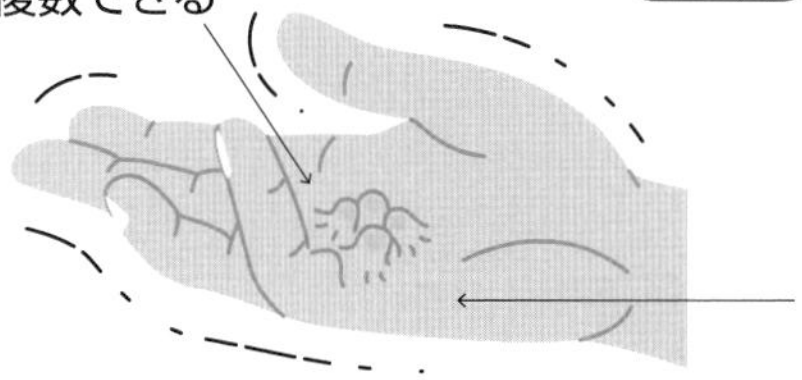

指を伸ばすのが難しくなる。薬指や小指の下が拘縮することが多い

治 療

生活に支障をきたすほど拘縮が進んだら、手術を検討する

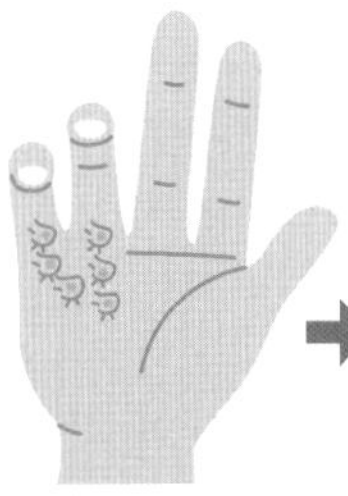

［術前］

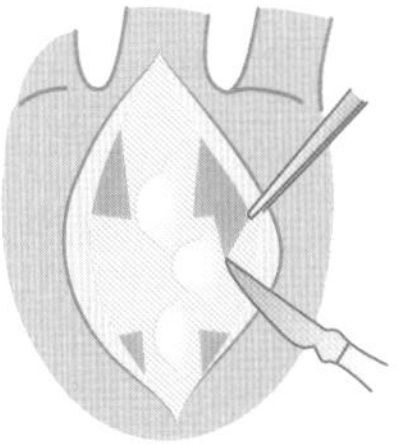

皮膚をジグザグに切開して増殖した索状物を切除。指が伸びるようにする

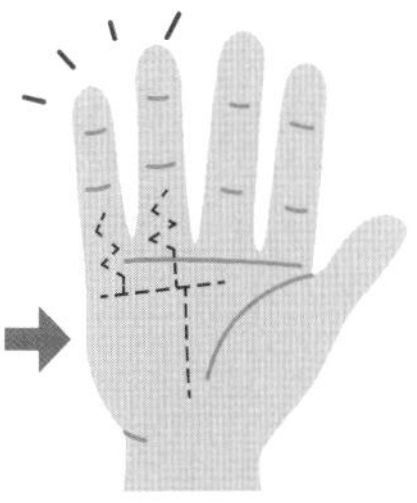

［術後］

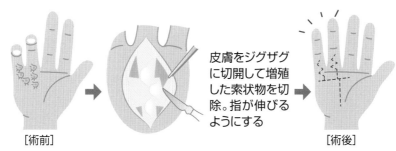

指の先が曲がってしまう「マレット変形（槌指）」

病態には2つのタイプがある

マレット変形は、指のDIP関節が曲がったままになってしまう病態です。「マレットフィンガー」「マレット指」と言われることもあり、日本語だと「槌指」と書いて「つちゆび」と呼ばれます。診断にあたっては、指のDIP関節が曲がっていれば、マレット変形と考えられますが、骨折の有無で治療法が異なるため、レントゲン検査による確認が必要となります。

マレット変形の主な原因は、いわゆる突き指ですが、病態には2つのタイプがあります。

ひとつは「腱性マレット指（腱性マレットフィンガー）」と呼ばれるもので、指を伸ばすための伸筋腱が切れてしまうものです。痛みはあまりありませんが、自力で指を伸ばすことができなくなります。多くの場合、ちょっとした突き指が原因となります。

もうひとつは「骨性マレット指（骨性マレットフィンガー）」と呼ばれるものです。腱のついている骨が骨折してしまうことで起こり、痛みを伴います。スポーツによる外傷が原因となることが多く、たとえば、バレーボールやバスケットボールでボールを指にぶつけたことなどが原因となります。

いずれの場合も、そのまま放置していると回復しにくくなります。指のPIP関節が過伸展し、「スワンネック変形」に進行することもありますので、早期治療が大切です。

腱性マレット指の場合は、保存療法になります。装具をつけるか、指に鋼線《こうせん》を通してDIP関節を伸ばした状態にして、6～8週間程度固定します。骨性マレット指の場合は、手術でずれている骨を戻し、2本の鋼線で骨を固定します。

球技などで起こしやすいマレット変形（槌指）

マレット変形とは

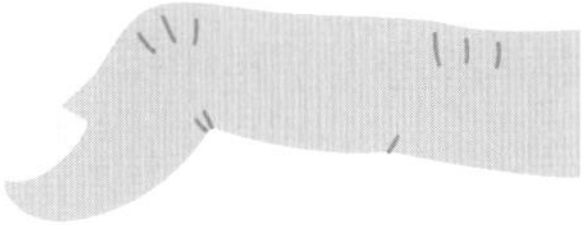

指のDIP関節が曲がり、元に戻らなくなってしまう。主な原因はスポーツでの突き指、刃物などによる腱の障害によるものが多い

病態には2つのタイプがある

1 腱が切れてしまうもの

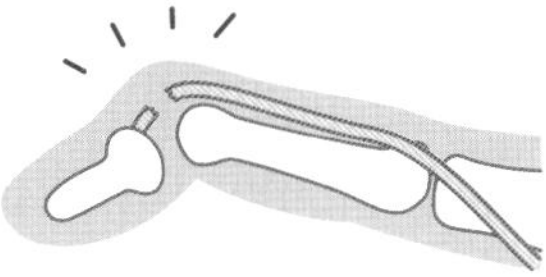

治療

保存療法

装具でDIP関節を固定
（6〜8週間程度）

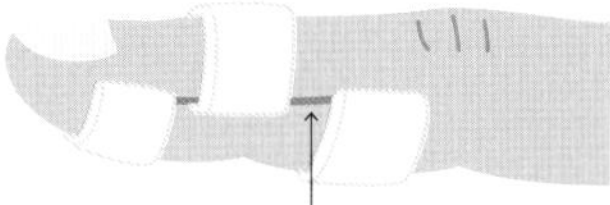

バネで固定

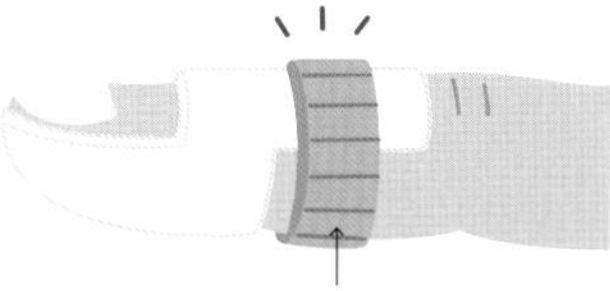

プラスチック製の固定装具

2 腱のついている骨が骨折してしまうもの

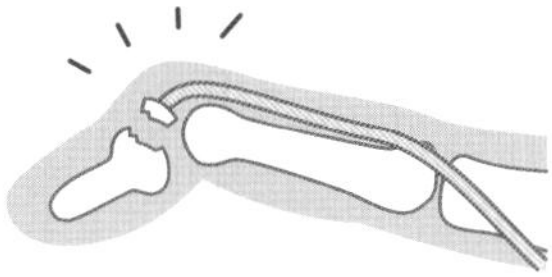

治療

手術

ずれている骨を戻し、2本の鋼線で骨を固定する
（4週間程度）

鋼線で固定し、ずれている骨を元に戻す

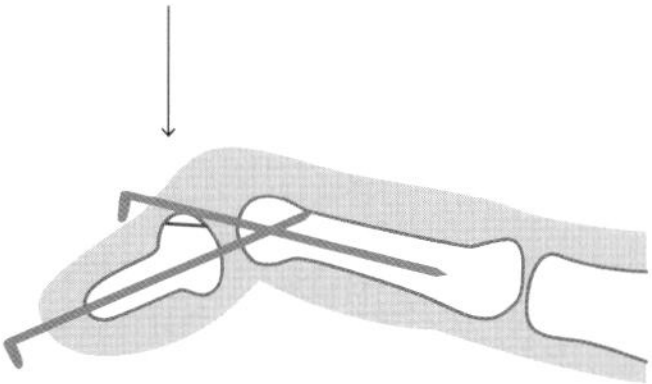

月状骨が扁平化する「キーンベック病」

痛みや腫れとともに握力が低下する

キーンベック病は、手首の骨のひとつである「月《げつ》状骨《じょうこつ》」がつぶれて扁平になってしまう病気です。手首に痛みや腫れ、こわばりが起き、握力も低下してしまいます。よく手を使った後は症状が悪化します。

手首の動きを支える8つの小さな骨を総称して、手根骨《しゅこんこつ》と言いますが、その近位側の中央に位置しているのが月状骨です。

月状骨は、ほとんどが軟骨に覆われているため、もともと血行がよくありません。その月状骨で血流障害が起こることで骨が壊死してしまい、つぶれていくのがキーンベック病です。月状骨の壊死が起きる根本的な原因はわかっていませんが、繰り返し外圧が加わることや、はっきりしない骨折（不顕性骨折）の関わりが考えられています。

キーンベック病は、仕事で手をよく使う男性に多く見られますが、女性や高齢者でも発症します。

診断の際は、レントゲン検査やMRI検査、CT検査といった画像検査で、月状骨が調べられます。

治療法は、月状骨の状態によって異なりますが、保存療法と手術療法になります。あまり症状が進んでいないときは、ギプスや装具で手首を固定して安静を保つ保存療法が行われます。それで痛みがなくならない場合や、手を酷使する職業の人の場合などに手術が検討されます。

手術では、手根骨への圧を減らすため橈骨を切る「橈骨短縮骨切り術」や血行のある骨を移植する「骨移植」が行われます。末期の症状だと、月状骨を摘出して、代わりに他の部位から採取した腱を丸めて入れる「腱球挿入術」が行われることもあります。

手首に痛みや腫れが起きて握力も低下するキーンベック病

キーンベック病とは

[右手 手のひら側]

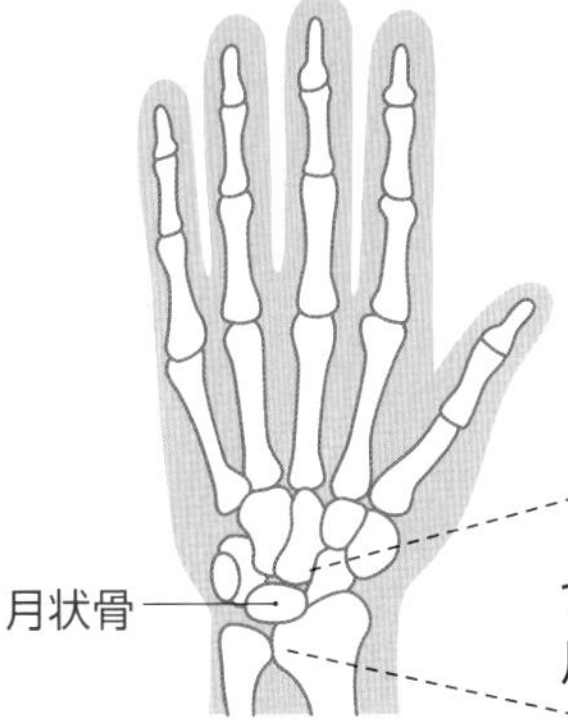

手首の動きを支える手根骨の1つ「月状骨《げつじょうこつ》」が血行障害により壊死。骨がつぶれて、痛みや腫れ、こわばりが起きる病気

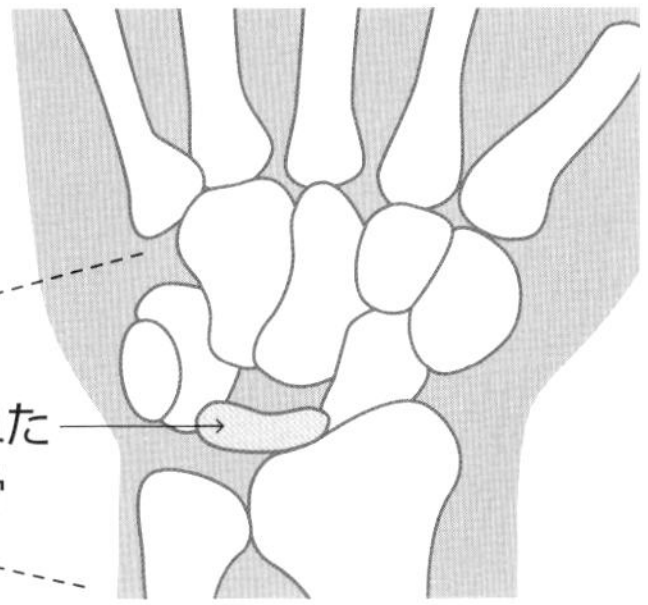

治療

症状があまり進んでいないとき

保存療法

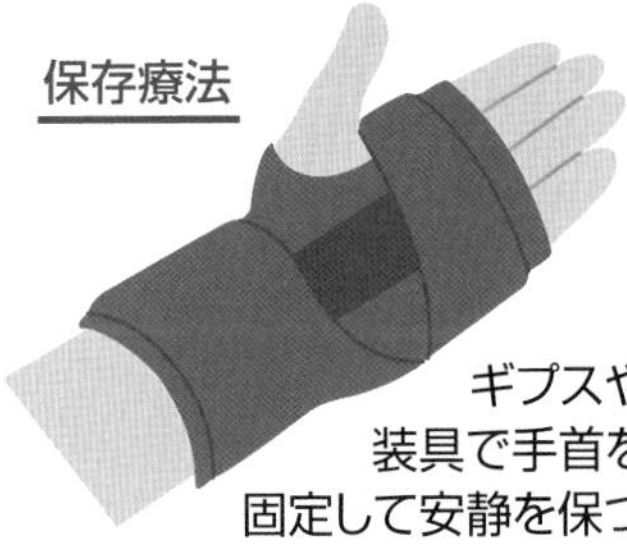

ギプスや
装具で手首を
固定して安静を保つ

痛みがひどいとき

手を酷使する仕事の人など

例 橈骨短縮骨切り術

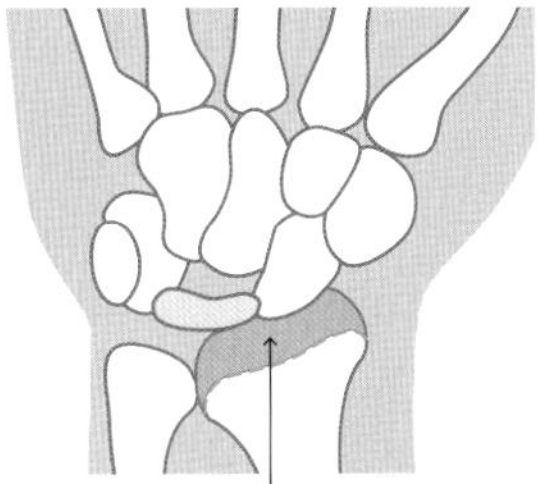

手根骨と接する橈骨の一部を
切って、月状骨への圧を減らす

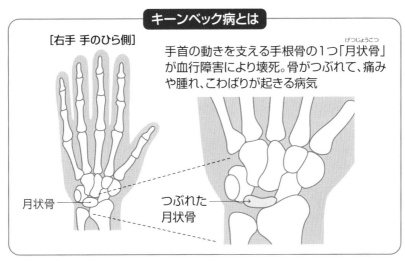

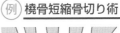

細菌が指先に侵入して起きる「爪周囲炎」

ささくれ、深爪などに要注意

毎日の生活のなかで、常に使い続けていると言える手指においては、ちょっとした傷やささくれなどができることが珍しくありません。また、爪の切り方によっては、深爪をしてしまうこともあります。そうした〝小さな傷〟から細菌が侵入してしまうことで起きる感染症が「爪周囲炎」です。

爪周囲炎の多くは、爪の側面や付け根近くに痛みや発赤《ほっせき》、腫れが現れることから始まります。これは、傷口から化膿菌が侵入して起きるもので、膿が溜まり、黄色くなることもあります。

進行すると、爪の根もとに化膿が向かって広がっていき、爪の下にまで膿が溜まってしまうこともあります。

また、指先が化膿する場合もあります。これを瘭疽《ひょうそ》といい、ズキズキと痛みます。

爪周囲炎は、ささくれや陥入爪《かんにゅうそう》になること、深爪やマニキュアをしている人、爪を噛むくせのある人などによく発生します。また、がんなどの治療で免疫抑制剤などを使用しているときに起きることもあります。

診察では、爪の側面や爪の付け根に痛み、発赤、腫れなどがあるかといったことが確かめられます。

治療は、爪周囲炎の進行によって変わります。発赤や腫れが認められる程度の初期の段階では、抗生物質を飲んで、冷湿布を行います。

爪の下や周囲に膿が溜まっていたりするときは、手術で切開をすることで膿を出します。爪が食い込んでいるために爪周囲炎が起きやすくなっている場合は、手術のときに爪の一部をあわせて切除することもあります。

小さな傷から侵入した菌で起きる爪周囲炎

爪周囲炎とは

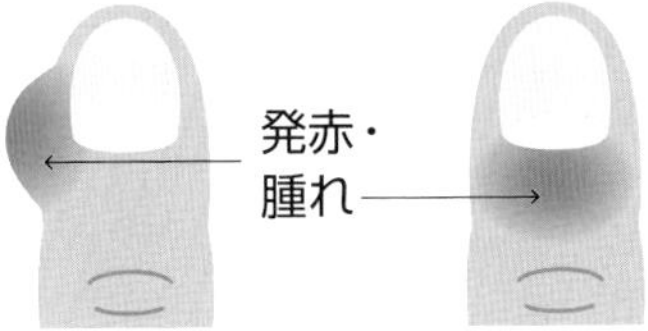

爪の側面や付け根近くに痛みや発赤、腫れが起きる細菌感染症

進行すると……

化膿が爪周囲に広がる

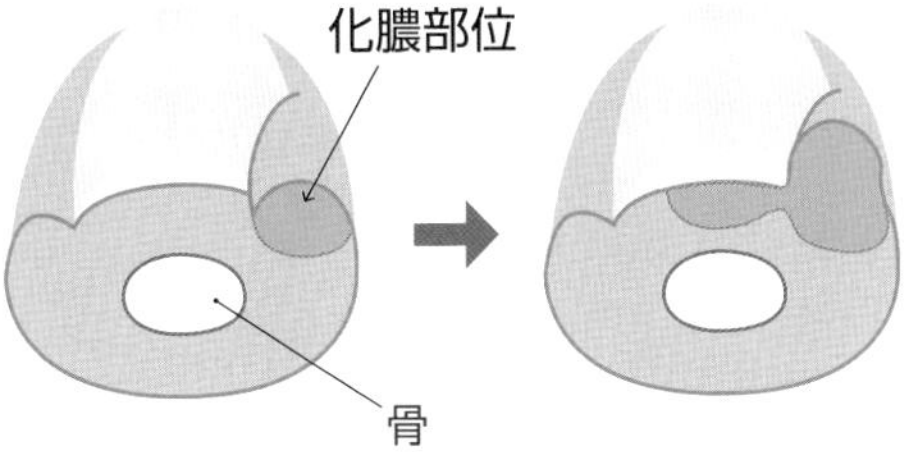

瘭 疽

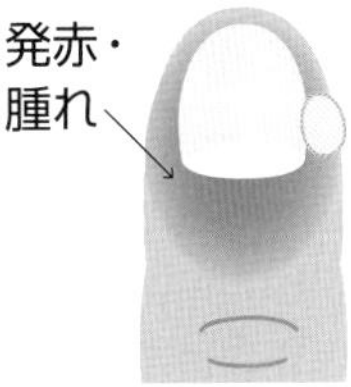

指先が化膿。ズキズキと痛む

治 療

薬物療法

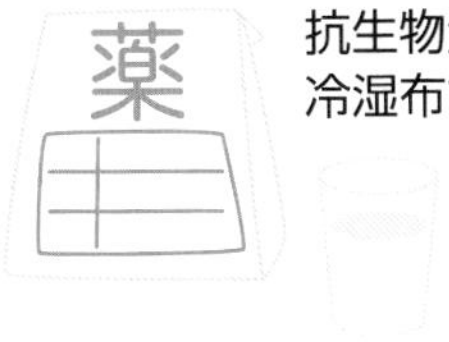

抗生物質の服用。冷湿布など

手 術

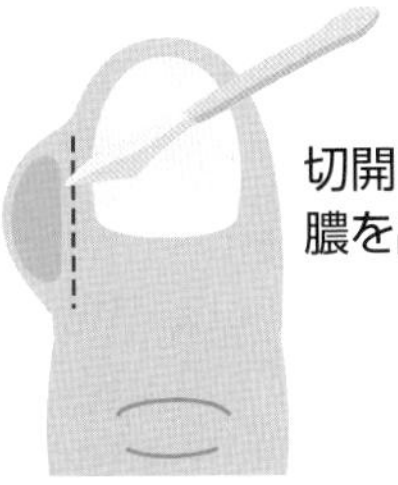

切開して膿を出す

外傷による手や指のトラブル

屈筋腱損傷・母指ＭＰ関節側副靭帯損傷

スポーツをはじめ何かでケガを負うことにより、腱や靭帯などを傷めて、手指が不自由になるといったトラブルを生じることがあります。そうした外傷による損傷が原因となる主なものに「屈筋腱損傷」と「母指ＭＰ関節側副靭帯損傷」があります。

屈筋腱損傷は、指を曲げるための屈筋腱が断裂してしまうものです。断裂の原因は、刃物などによる切り傷や刺し傷などが多く、その他ドアに挟まれて起こることもあります。屈筋腱損傷では、指が曲がらなくなります。そのため指の曲がっている状態から診断がつきますが、親指（母指）には長母指屈筋腱《ちょうぼしくっきんけん》、親指以外の指には深指屈筋腱《しんしくっきんけん》と浅指屈筋腱《せんしくっきんけん》の２本の屈筋腱があります。深指屈筋腱だけが切れた場合と両方が切れた場合で、指の曲がり方は異なります。

治療では、なるべく早く腱をつなぐことが必要です。断裂した直後の場合は、腱を縫い合わせる「腱縫合術」が行われますが、腱の状態が悪い場合や、時間が経った場合などは、他から採取した腱に置き換える「腱移植術」が行われることもあります。

母指ＭＰ関節側副靭帯損傷は、スポーツや事故などで親指（母指）に横方向の力が加わり、ＭＰ関節の側副靭帯が断裂することで起こります。親指に痛みや腫れが生じ、物をつまもうとしたり、握ろうとしたりしても、力が入らなくなります。

診察では、親指を横に動かして痛みがあるかが確かめられ、レントゲン検査も行われます。治療は、軽症の場合はテーピングや装具で親指を伸ばし、ＭＰ関節を固定します。関節の不安定性が高いなど、自然に治る可能性が低い場合は、靭帯縫合術や自分の腱を用いた靭帯再建術などの手術が検討されます。

腱や靭帯を傷めて指にトラブルが起きる

屈筋腱損傷　指を曲げるための屈筋腱が断裂し、指が曲がらなくなる

深指屈筋腱のみ断裂の場合

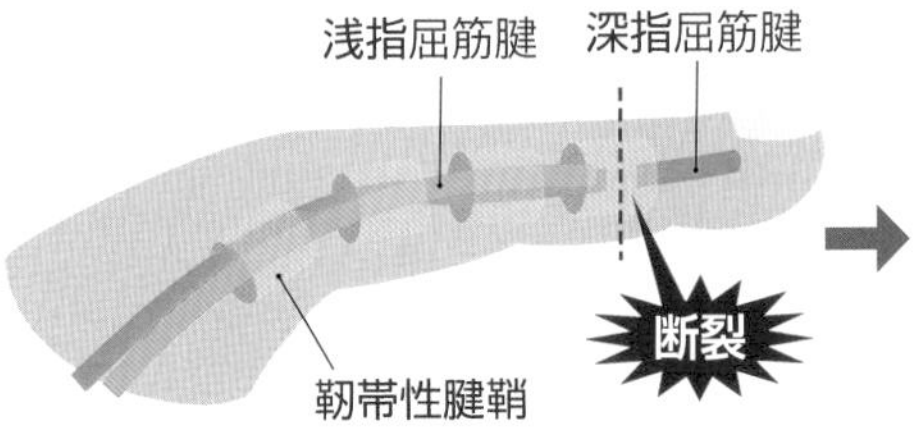
浅指屈筋腱
深指屈筋腱
靭帯性腱鞘
断裂

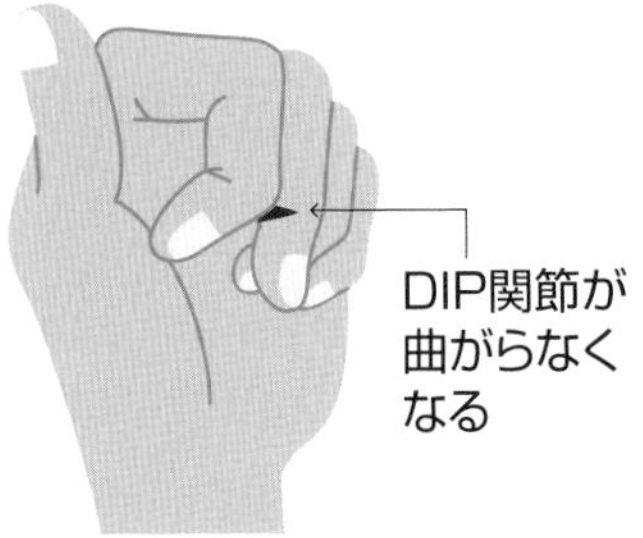
DIP関節が
曲がらなく
なる

深指屈筋腱と浅指屈筋腱の
2本が断裂した場合

断裂

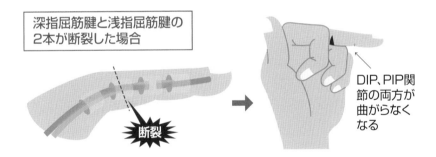

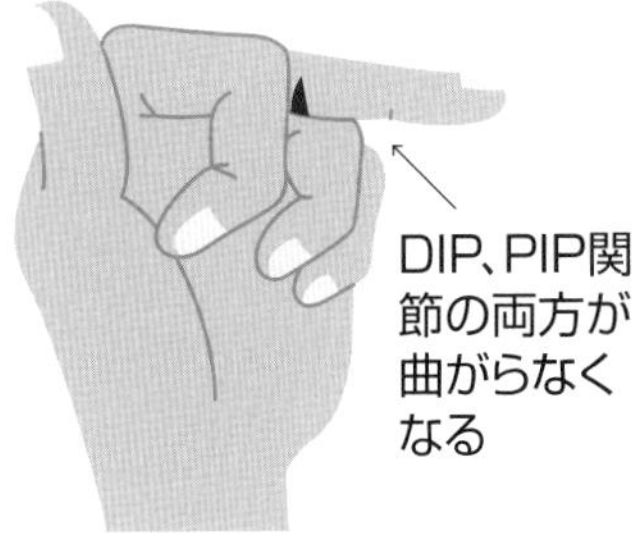
DIP、PIP関
節の両方が
曲がらなく
なる

母指MP関節側副靭帯損傷　スポーツや事故などで親指（母指）に横方向の力が加わり、MP関節の側副靭帯が断裂することで起こる

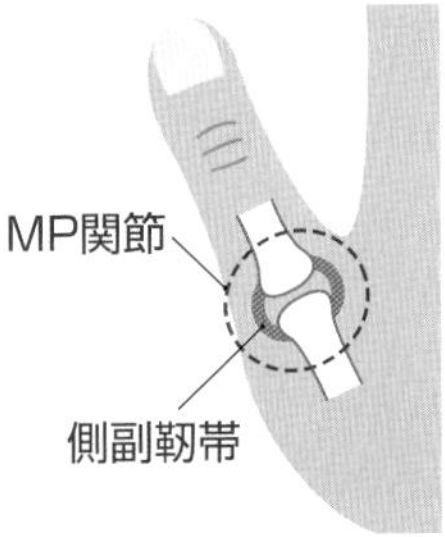
MP関節
側副靭帯

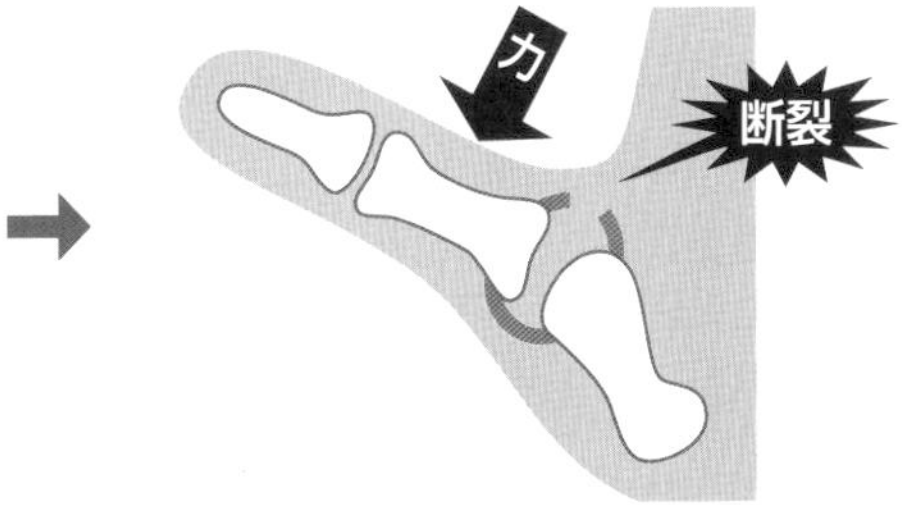
力
断裂

column

爪の下にできる良性腫瘍 グロームス腫瘍

爪に痛みを感じるときに疑われる病気として「グロームス腫瘍」があります。血管の一種である「グロームス器官」という血流のコントロールに関わっている組織に発生する良性の腫瘍です。

グロームス腫瘍は、痛みを伴います。触るだけで激痛が生じることもあるほどで、寒冷で痛みが強くなることもあります。また、痛みが生じるだけでなく、爪に割れ目ができることや、腫瘍のある部分が変色してくることもあります。放置していると指の骨や爪が変形することや、指のやせ（萎縮）が進行することもあります。

腫瘍ができる原因についてはわかっていません。悪性になることはありませんが、自然に治癒することはなく、治療のためには、手術によって腫瘍を取り除く必要があります。手術は爪の一部を切開するか、爪を外して行われます。なお、外した爪は、腫瘍の切除後に戻されます。

グロームス腫瘍は、とても小さいために、MRI検査でも見つけられないことがあります。そのため原因がわからずに、長年痛みを我慢してしまう患者さんもいます。手の専門医のいる病院を受診して、症状や経過などを伝えることが早期発見・治療に役立ちます。なお、グロームス腫瘍は爪の下以外にできることもあります。

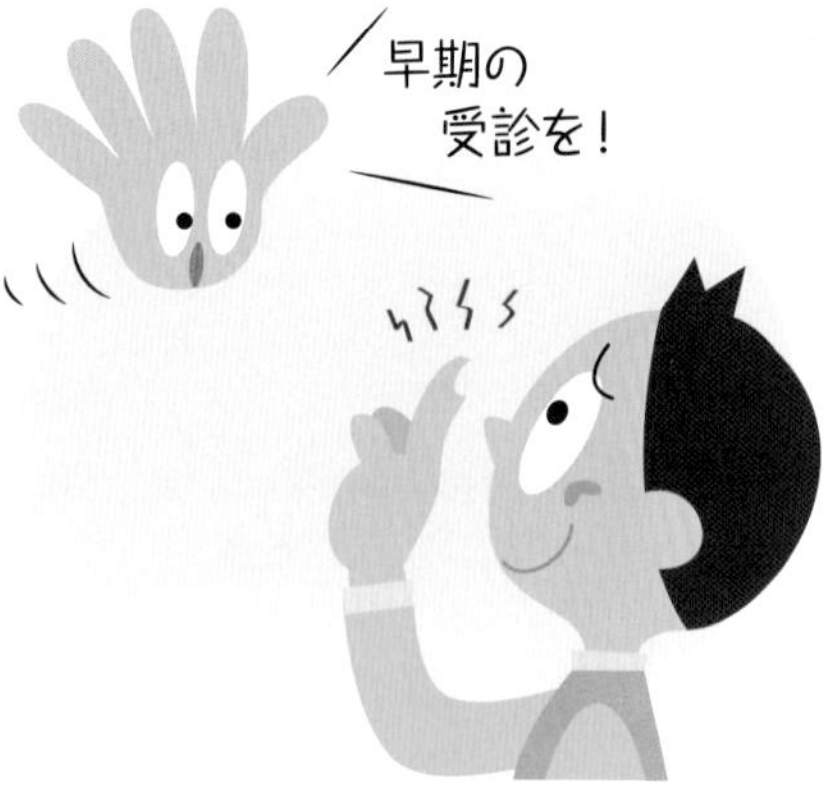

第５章

自分でできるしびれ、痛み、腫れの対処と日常生活の工夫

手足のトラブルで現れるしびれや痛み、腫れは、日常生活での負担を減らすことで症状が改善することや、進行が抑えられることが多いです。自分で無理なくできるさまざまな工夫やテクニックを紹介します。

日常生活で注意すべきこと

手や指の負担を軽減することを心がける

手指のトラブルの治療で難しいのは、手指に負担をかけないことかもしれません。

手指は、普段からあまりにも意識せずに使い続けているために、うっかり使ってしまうことや、無理をしてしまうケースが多いのです。

炎症が起きているときに、刺激を与えないようにするのは治療の鉄則です。関節など患部を保護するのはとても重要なことです。

ただ、手指に痛みがあるからといって、仕事や家事を休めるかというと難しいかもしれません。「テーピングや装具を使っているから」「今は痛みが軽くなったから」「これぐらいなら大丈夫」と、我慢してしまうことが多いのではないでしょうか。

しかし、これでは安静を保てず、症状が改善しないどころか悪化させてしまいかねません。

また、手指の痛みがあるために、「立ち上がる」「ドアを開ける」「買い物をする」といった日常的な動作がつらくなり、外出が億劫になる人や、何事にも後ろ向きになってしまう人もいます。それでは、生活の楽しみが減るばかりか、筋肉などの身体機能を衰えさせることにも繋がります。

そこで大切なのは、生活の中で手指に負担をかけないための工夫です。手指に痛みがあるから買い物ができなくなるのではなく、これまでと少しやり方を変えるのです。動きが変わることで負担を軽くすることができ、やりたいことや必要なことをあきらめずに行うことができます。

次項から、生活の中でできるさまざまな工夫を紹介します。自分の症状や生活に合った方法を見つけ、自分なりに工夫できることを考えてみましょう。

日常生活で手指に無理をさせていませんか？

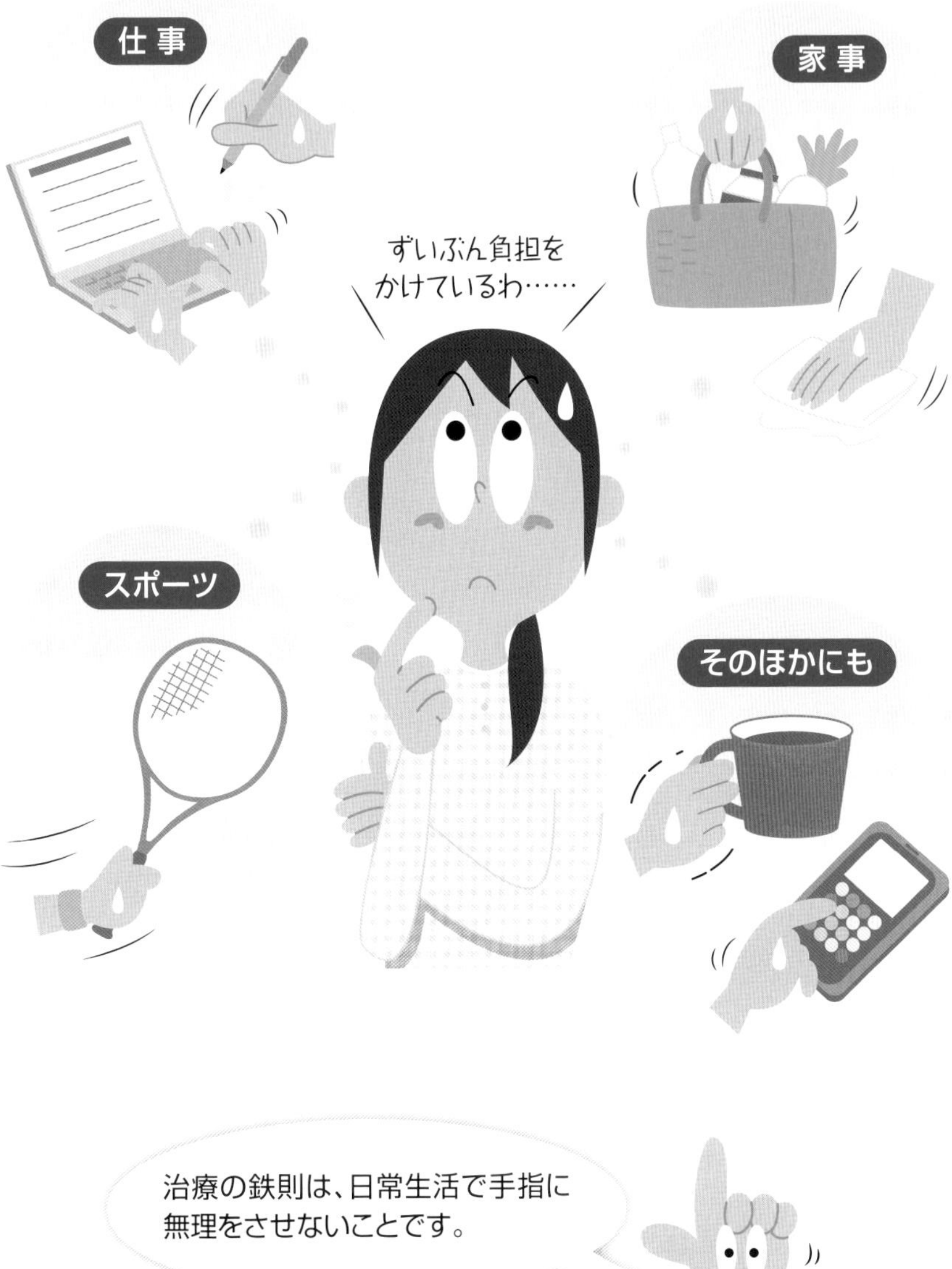
仕事
家事
ずいぶん負担を
かけているわ……
スポーツ
そのほかにも
治療の鉄則は、日常生活で手指に
無理をさせないことです。

日常の動作で負担を軽減する

普段よく行う動作に関節へのストレスがひそんでいることがあります。できるだけ広い面、大きな関節を使うようにすると負担を軽くできます。

工夫　物を持つとき

●なるべく1カ所で支えないよう、負担が広い面積に分散するようにする

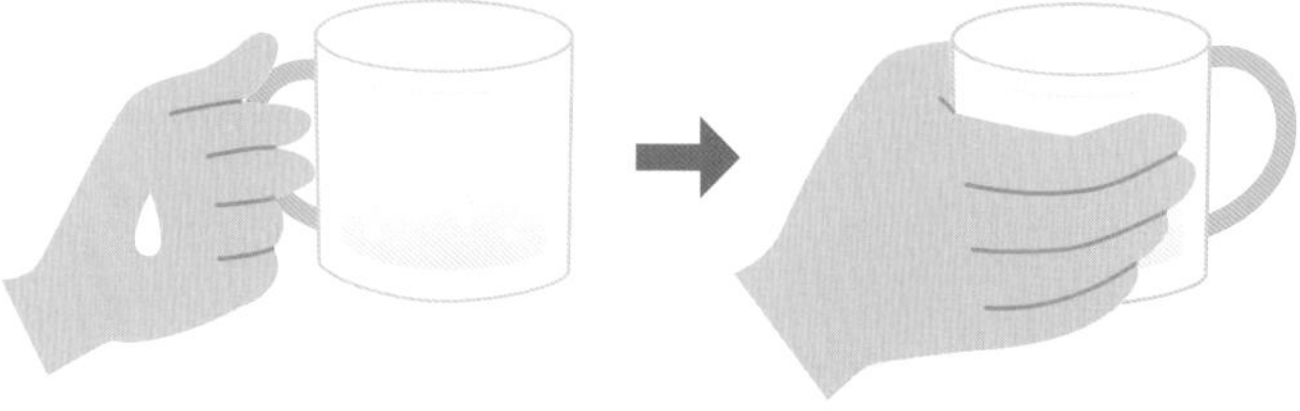

取っ手ではなくカップ全体を支える

●手持ちカバンではなく、肩かけカバンやリュック、カートなどを使う

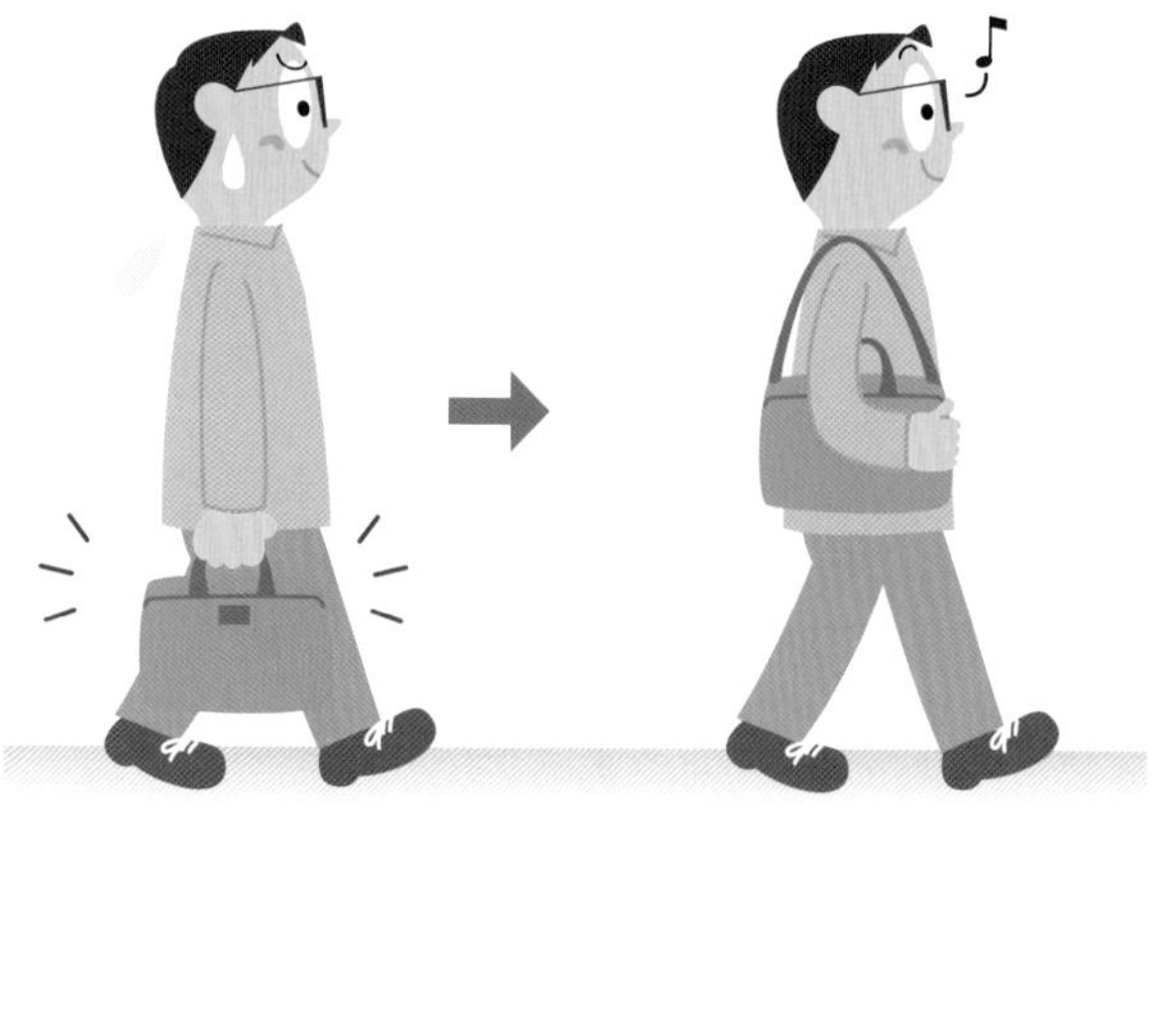

工夫 物をつかむ・握るとき

●「1点より2点で」「指先よりも手のひら全体で」というように、なるべく広い面で物をつかむ・握るようにする

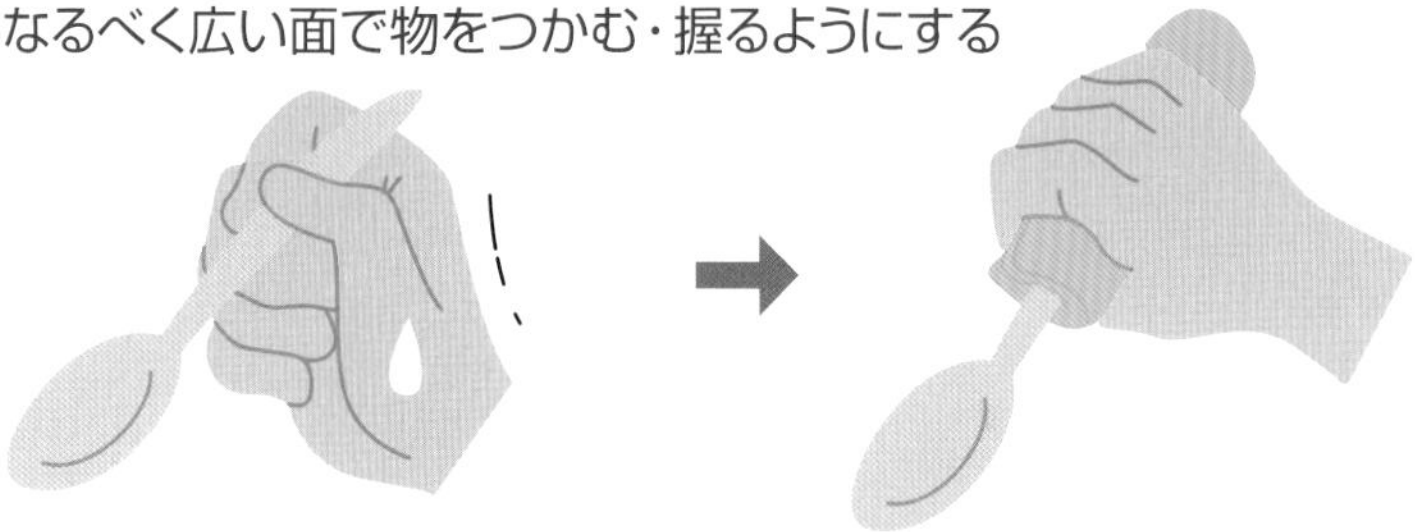

ふきんや柔らかめのシリコンシートを巻いてグリップを太くするのも負担を分散できる

●片手ではなく両手で持つ

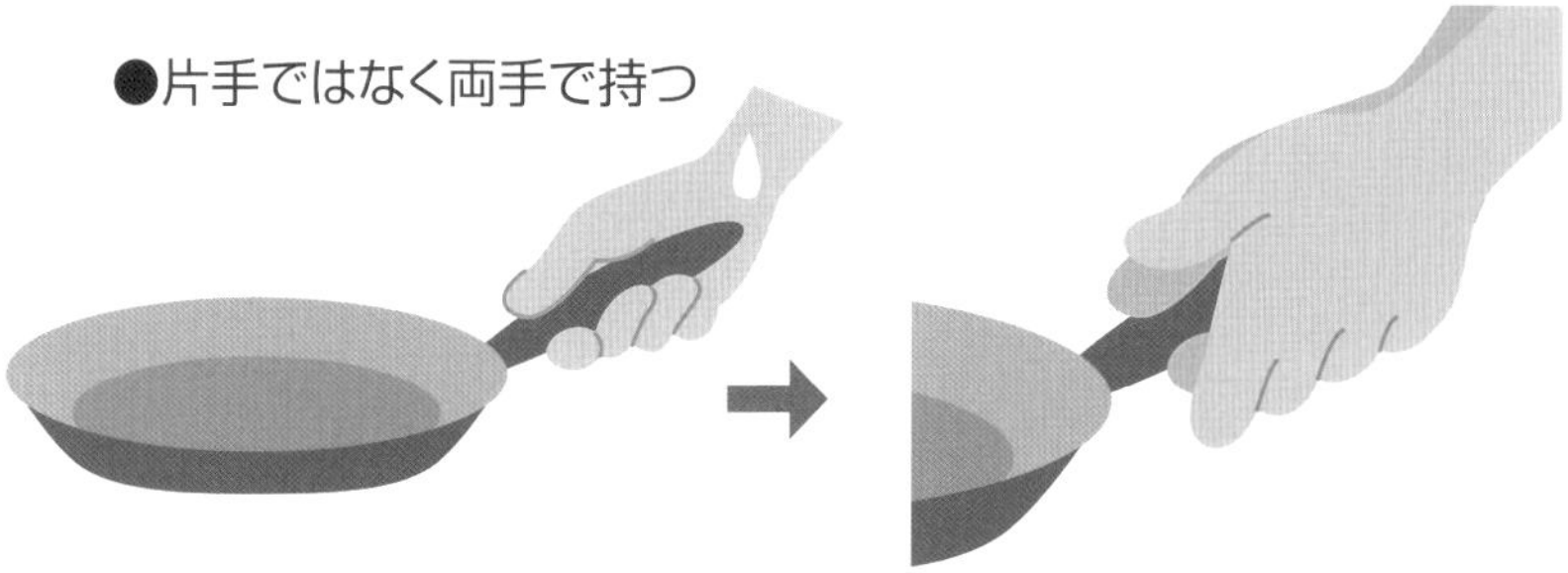

●指ではなく手のひら全体で力を入れる

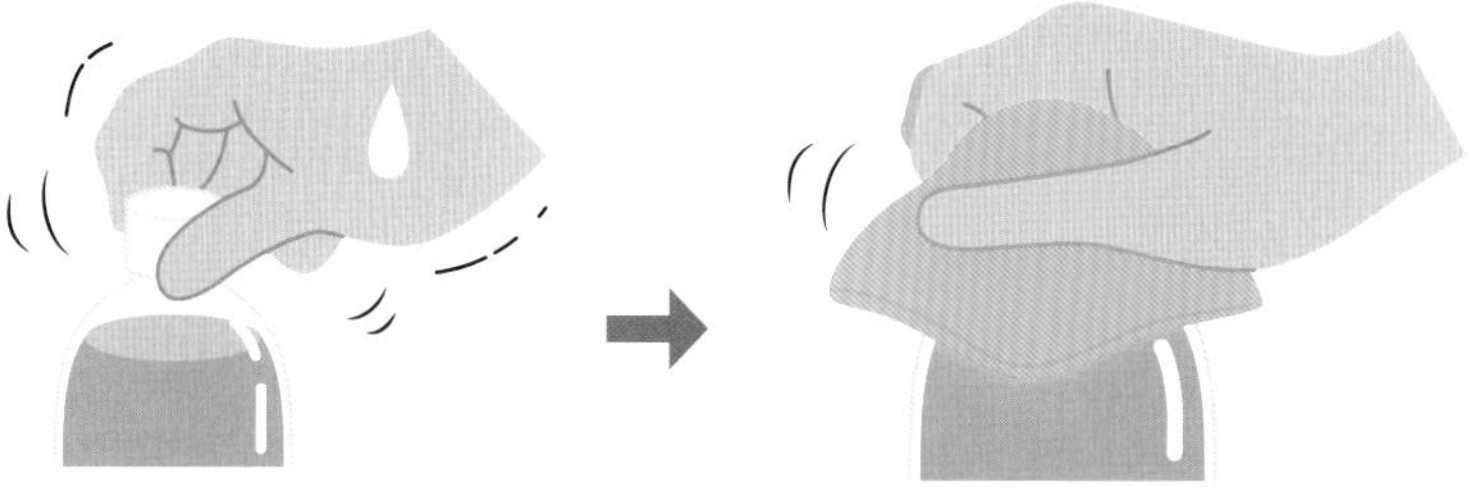

箸から柄の太いスプーンにするなど、手指に負担のかからない道具に変えることもおすすめです。

工夫 指を何かに入れるとき

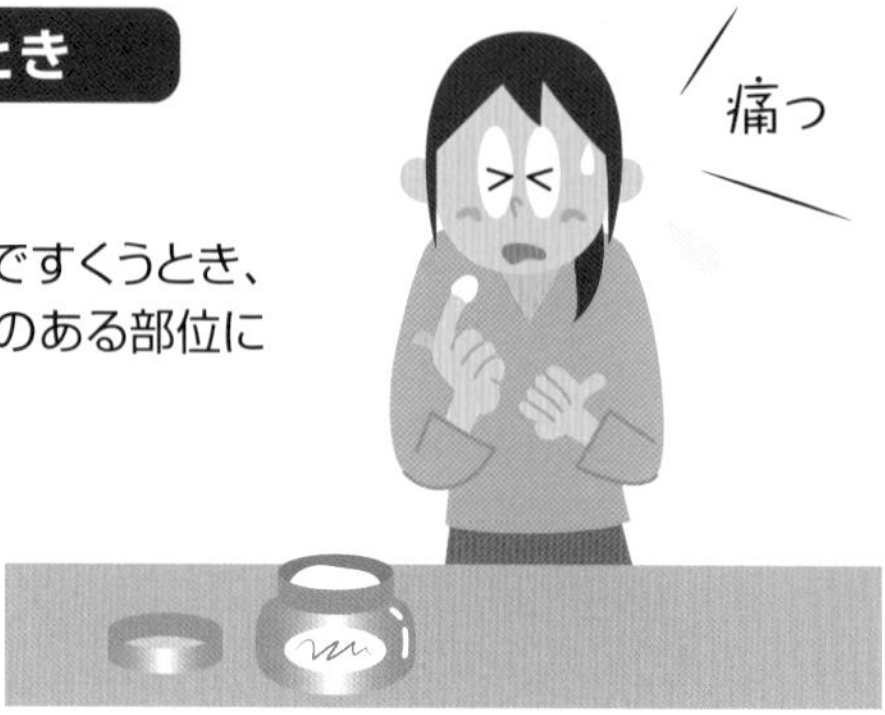

ビンに入ったクリームや軟膏を指ですくうとき、痛みが出る場合は、無理せず痛みのある部位に負担をかけない方法をとる。

●痛みのない指や反対の手を使う

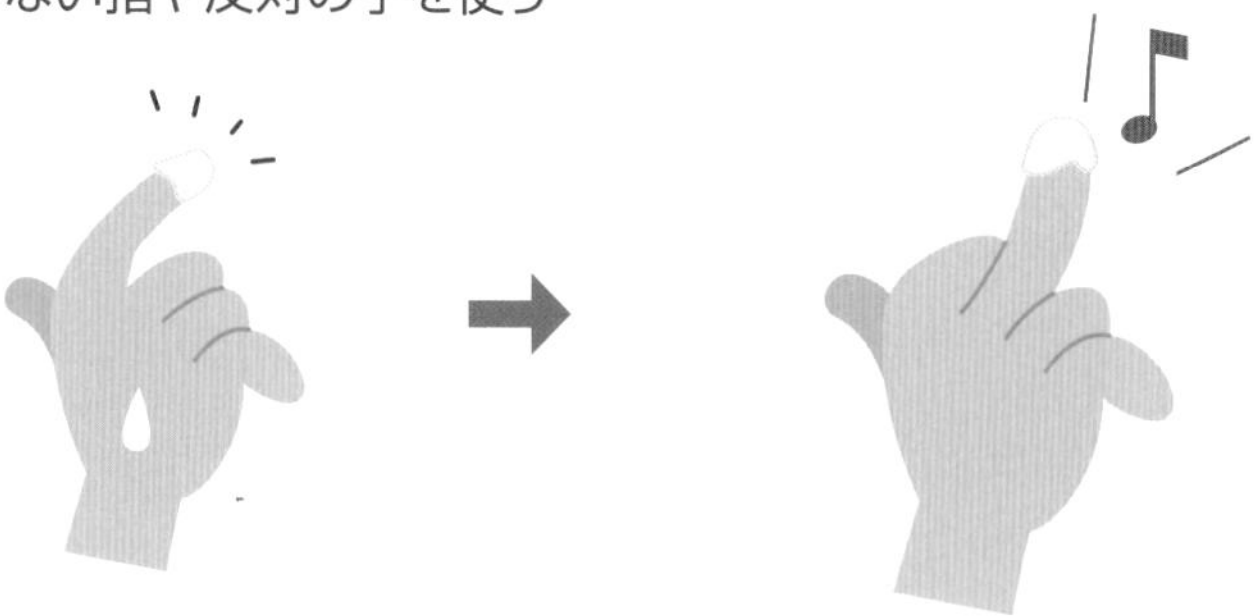

●スパチュラ（へら）、綿棒などですくう

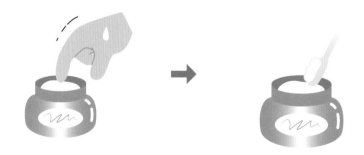

工夫 何かに触れる・叩くとき

電気のスイッチからキーボード、スマートフォン、ゲームなど、指先を使う機会はますます多くなっているため、指先など手の使い方を工夫して負担を減らす。

●キーボード

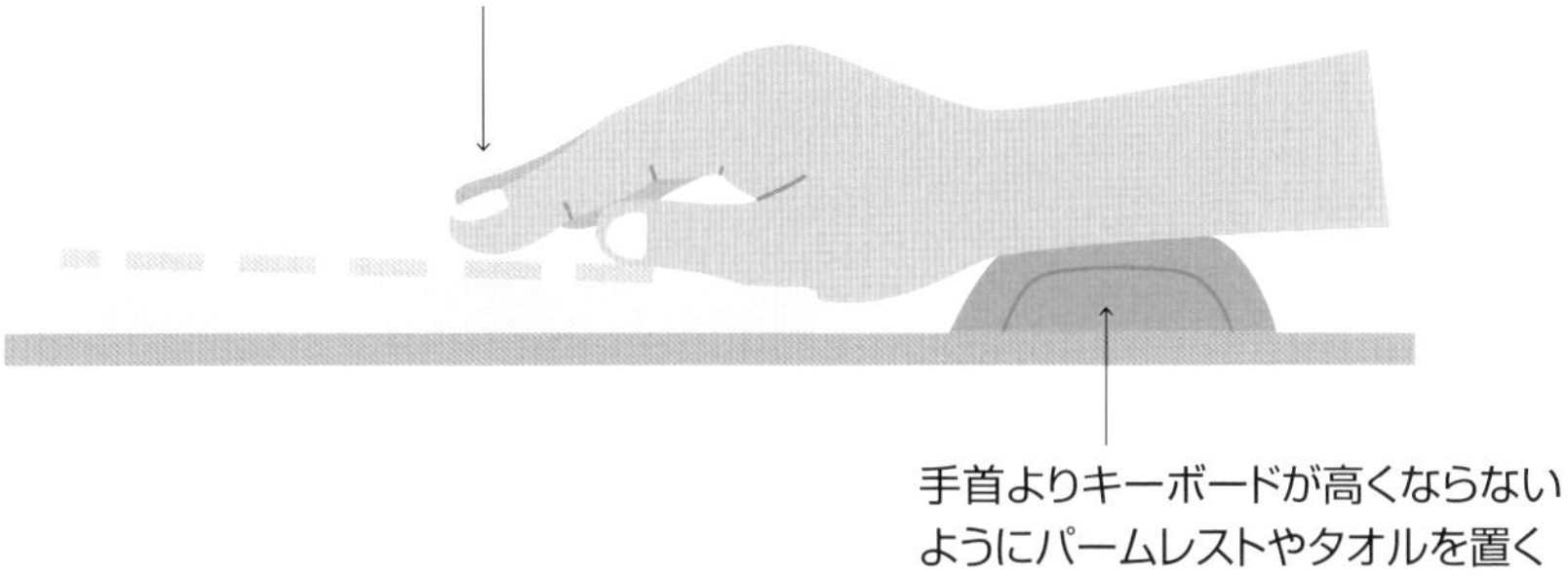
指先で打つのではなく指の腹でやさしくタッチ
手首よりキーボードが高くならないようにパームレストやタオルを置く

●スマートフォン

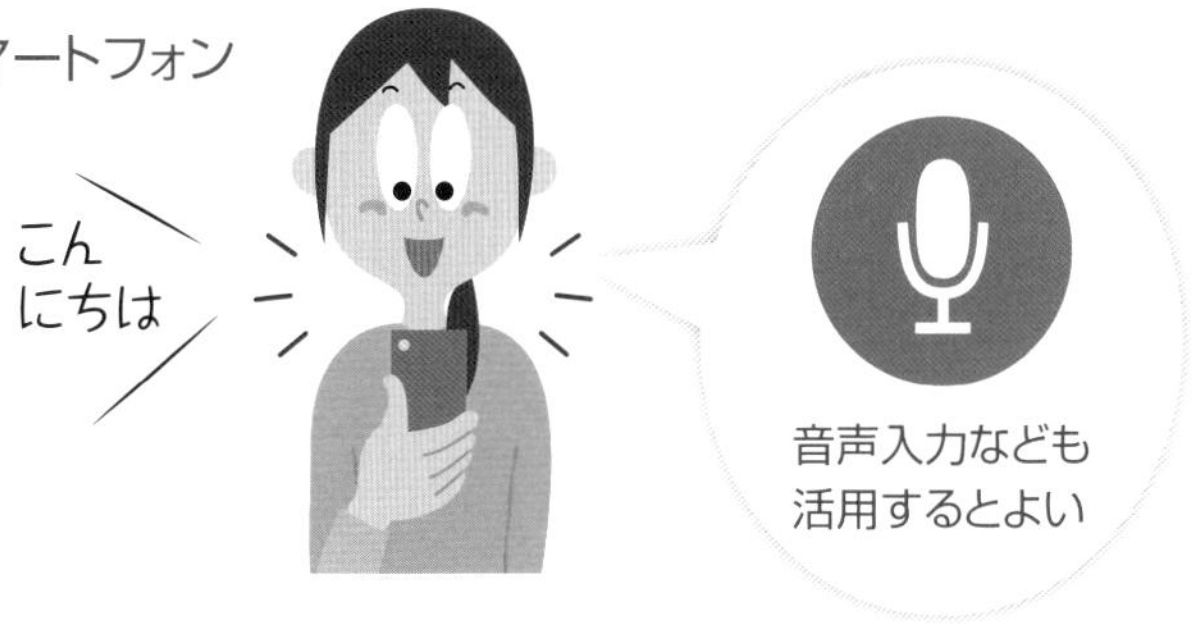
こんにちは
音声入力なども活用するとよい

●電気のスイッチ

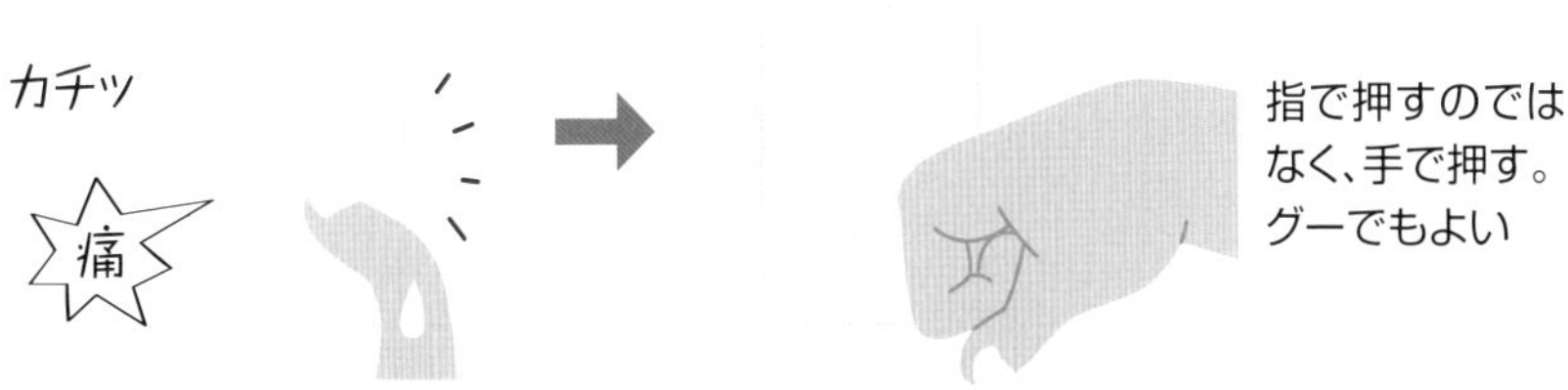
カチッ
痛
指で押すのではなく、手で押す。グーでもよい

自分でできるテーピングのやり方

指などを曲げると痛いときや、家事などの負担を和らげるために、テーピングで関節を固定して保護します。自分でできる簡単な方法を紹介します。

保護　手指を保護するテーピング

●指の関節のテーピング❶

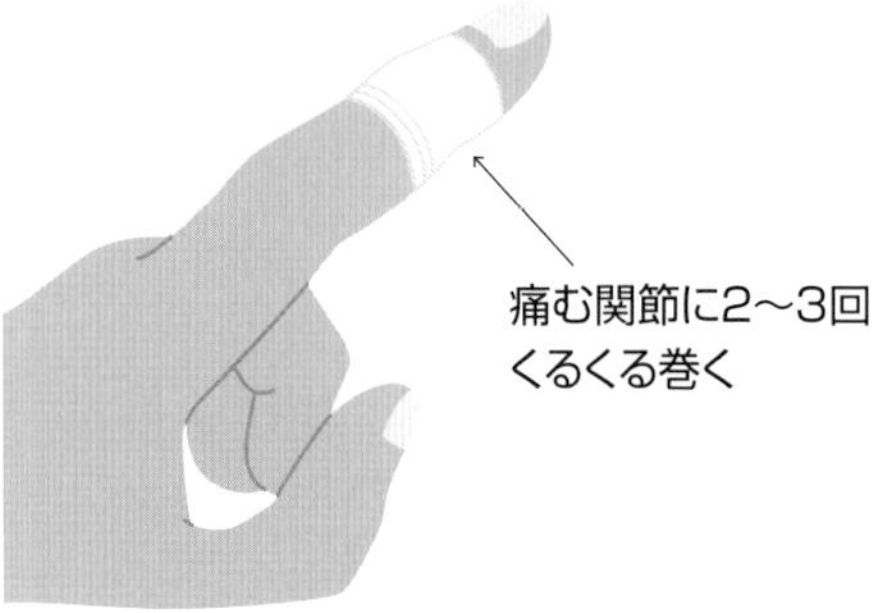

痛む関節に2〜3回
くるくる巻く

※指や手の色が変わってきたら、血流障害が起きている可能性があるので外す

●指の関節のテーピング❷

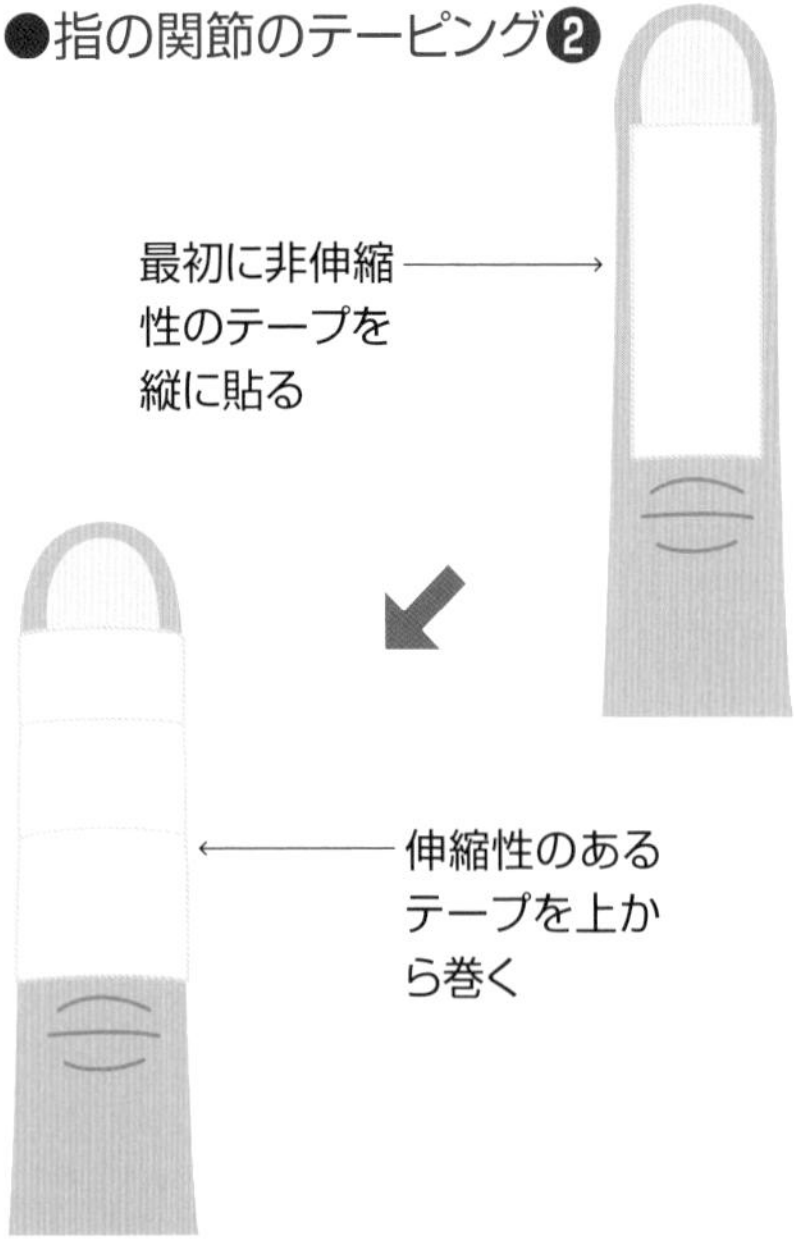

最初に非伸縮性のテープを縦に貼る
伸縮性のあるテープを上から巻く

●親指のテーピング

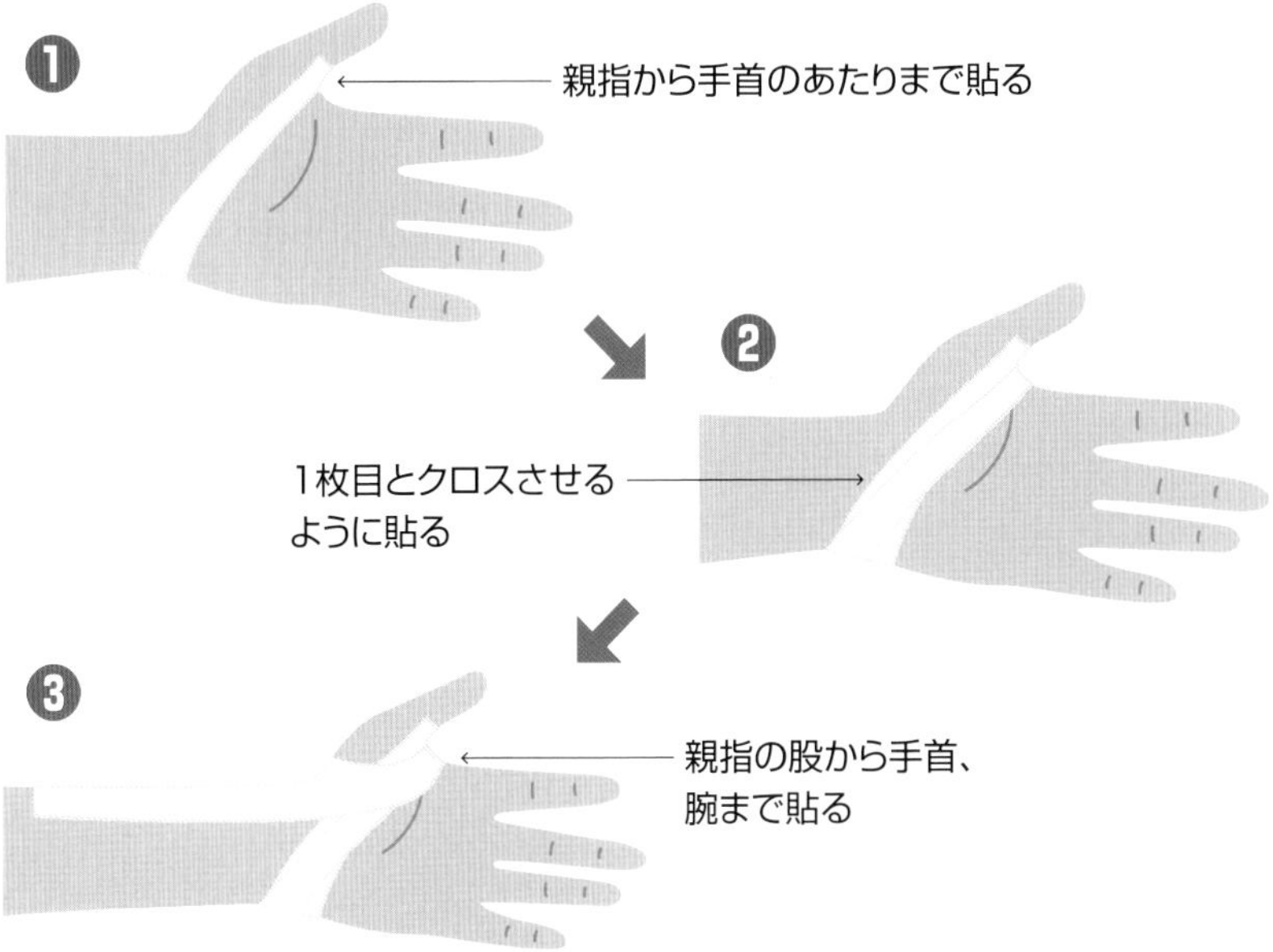
❶
親指から手首のあたりまで貼る
❷
1枚目とクロスさせるように貼る
❸
親指の股から手首、腕まで貼る

●手首のテーピング

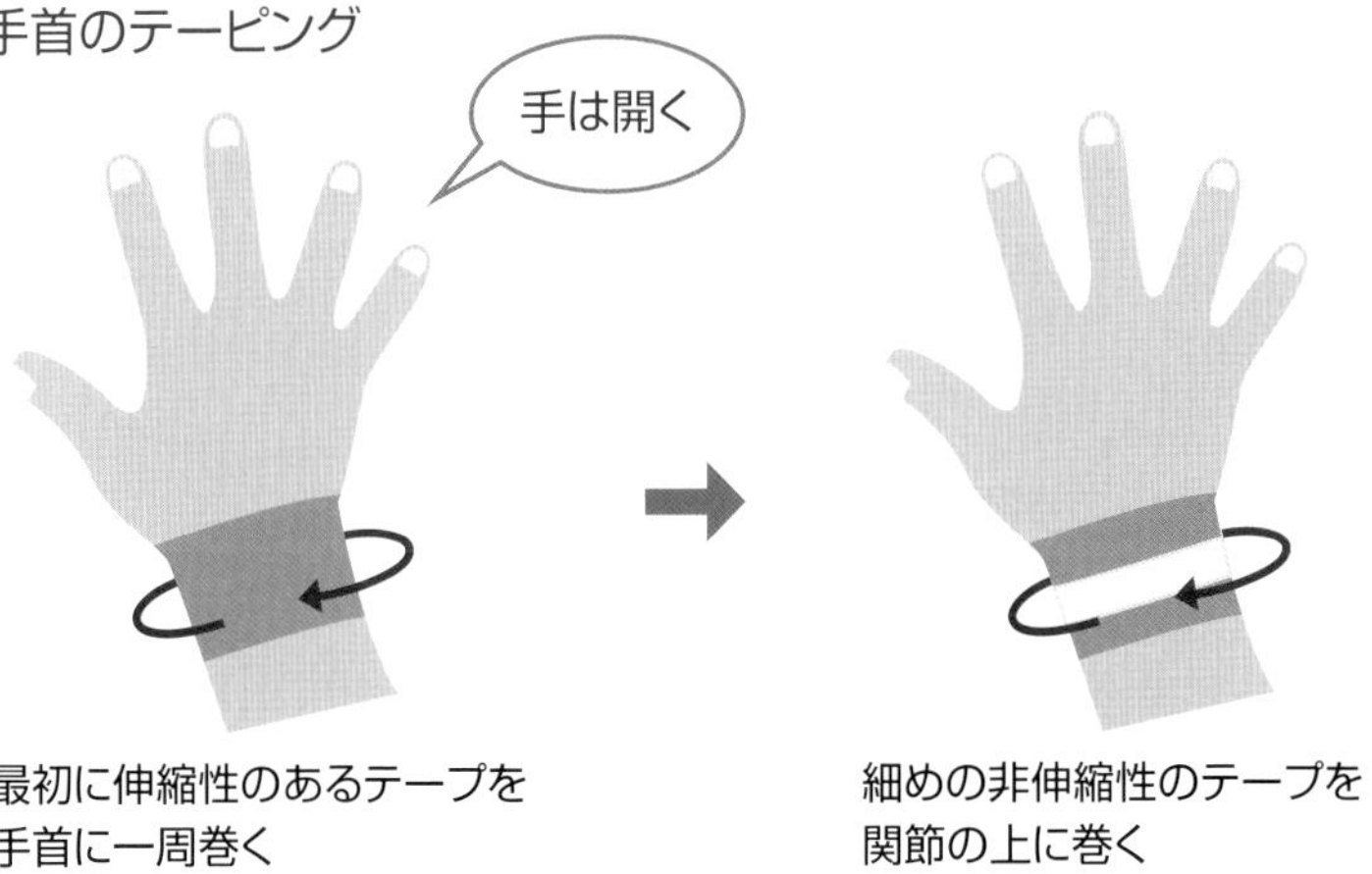
手は開く
最初に伸縮性のあるテープを手首に一周巻く
細めの非伸縮性のテープを関節の上に巻く

痛みやしびれを和らげるマッサージ

マッサージは、関節周りに適度な圧を加えて血流を改善し、筋肉をリラックスさせます。痛み物質や疲労物質が流れ、症状改善に役立ちます。力を入れ過ぎず、心地よいくらいの力加減で、毎日少しずつ続けましょう。

改善 手指の症状を改善するマッサージ

●指のマッサージ

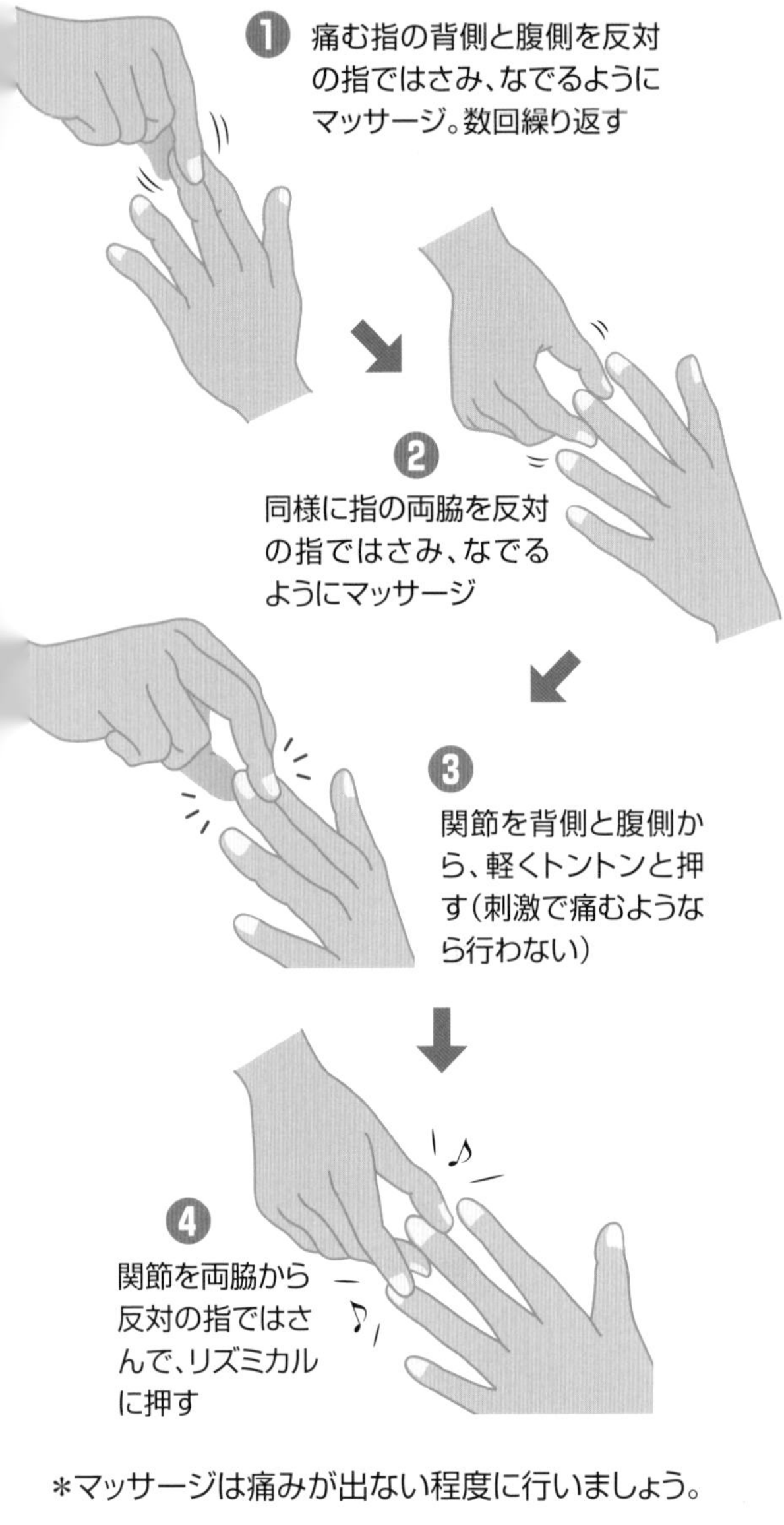

1. 痛む指の背側と腹側を反対の指ではさみ、なでるようにマッサージ。数回繰り返す
2. 同様に指の両脇を反対の指ではさみ、なでるようにマッサージ
3. 関節を背側と腹側から、軽くトントンと押す（刺激で痛むようなら行わない）
4. 関節を両脇から反対の指ではさんで、リズミカルに押す

＊マッサージは痛みが出ない程度に行いましょう。

●手のマッサージ

❶

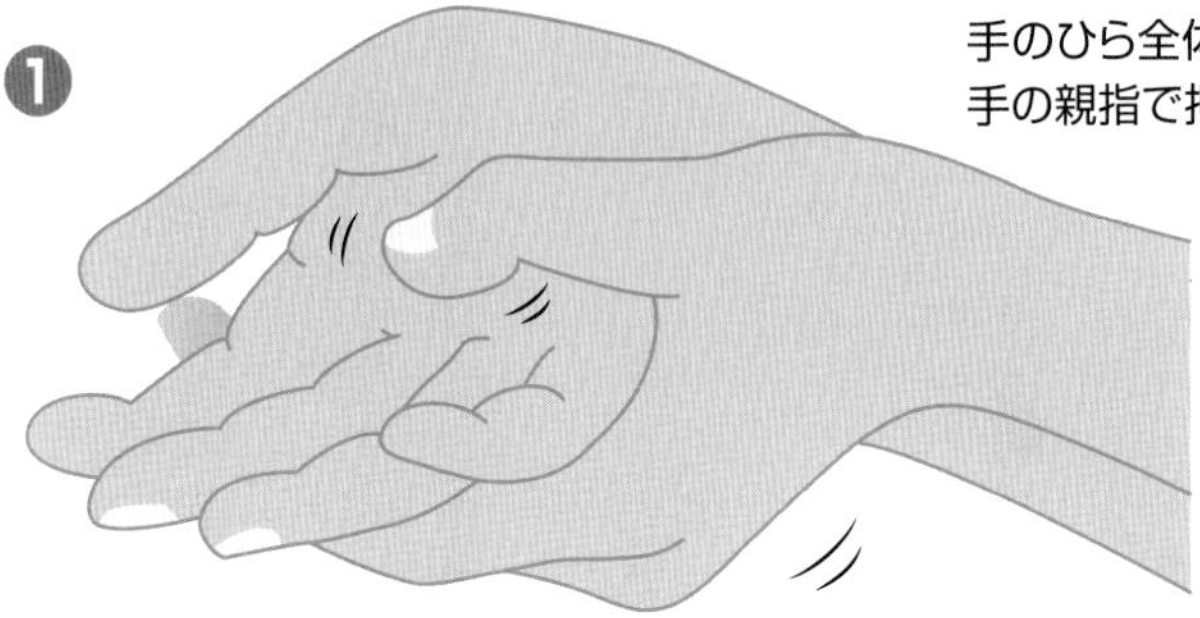

手のひら全体を反対の
手の親指で押す

❷

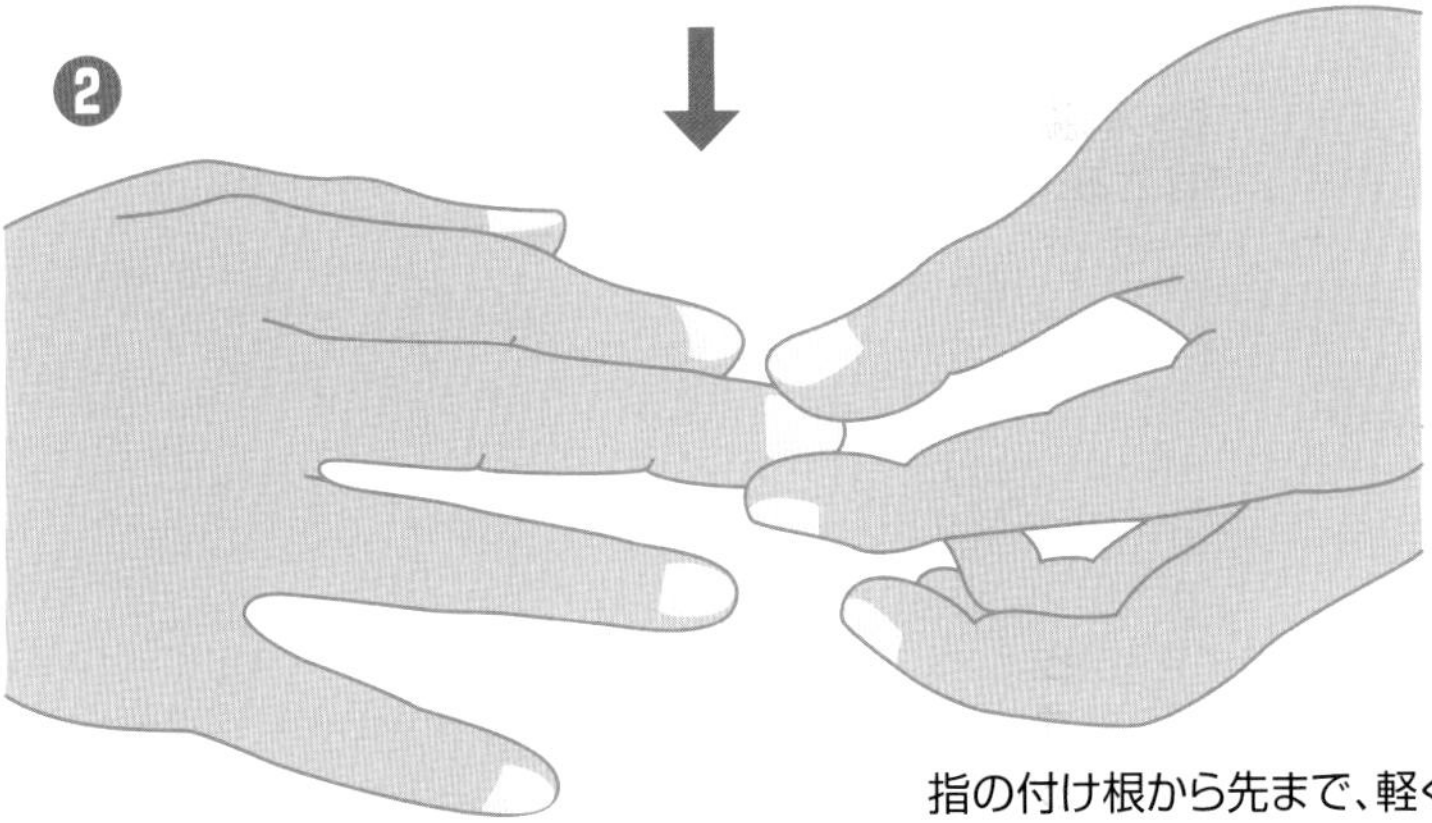

指の付け根から先まで、軽く
引っ張るようにマッサージ

❸

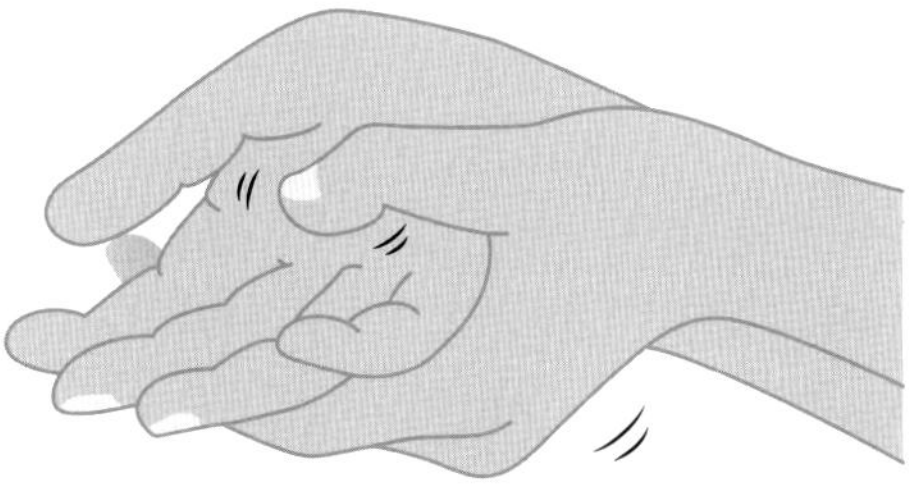

手のひら全体を
再度マッサージ

●腕のマッサージ

① 腕を伸ばし、反対の手で肘関節をつかむ。親指で筋肉を軽く押す

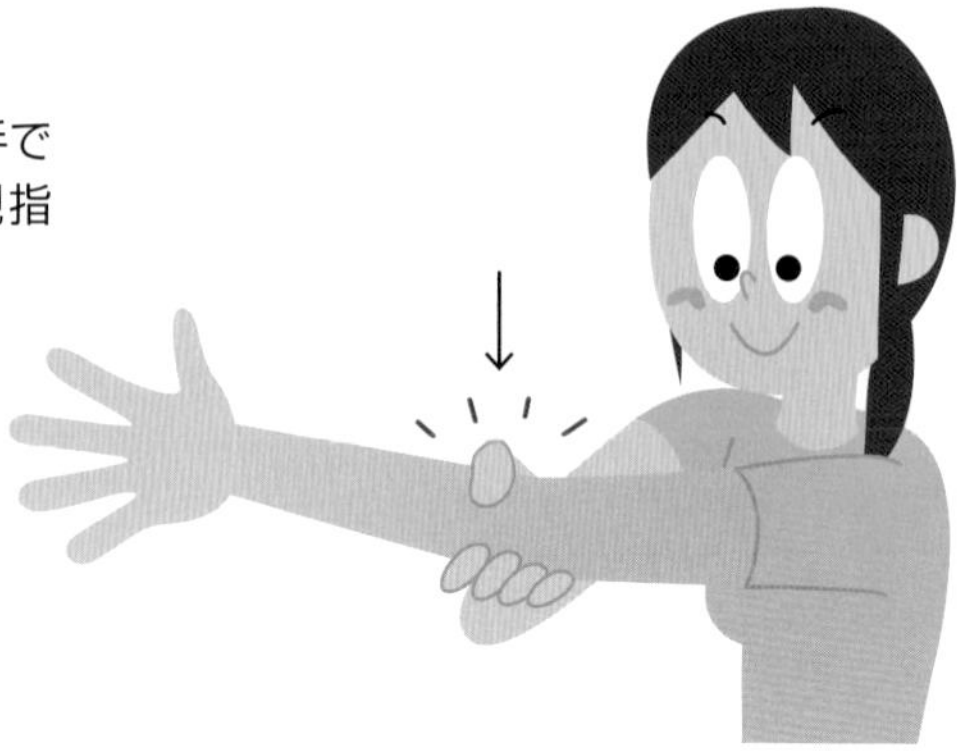

② そのまま伸ばした腕を内・外に回すように動かしてマッサージ。反対の手の位置を変えて筋肉全体に

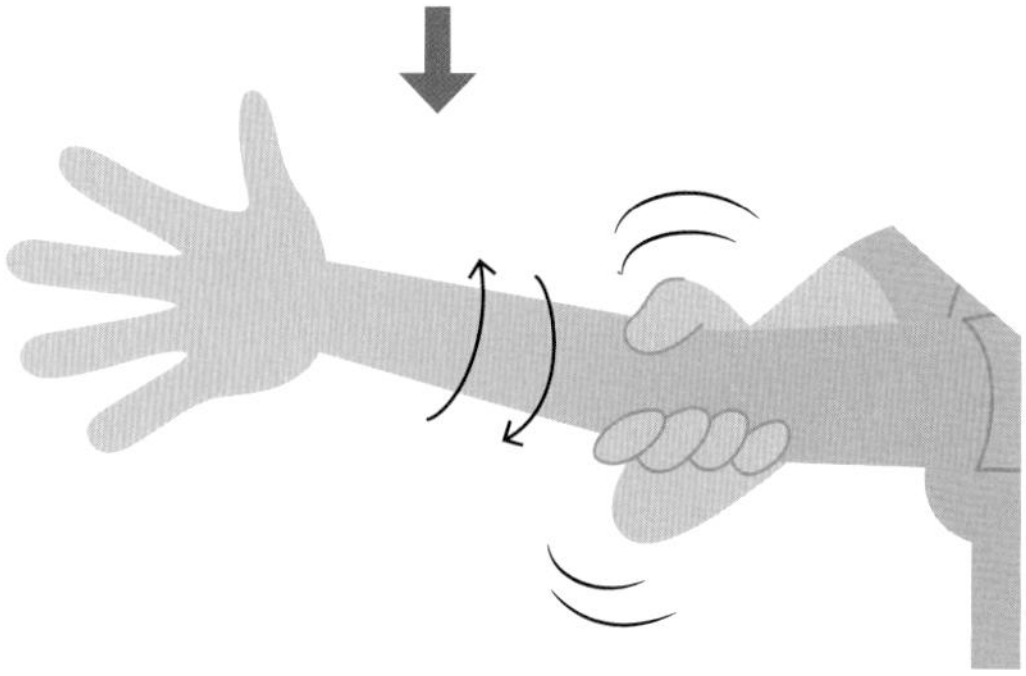

③ 反対の手で腕の肉を軽くつかむようにして、腕全体をマッサージ

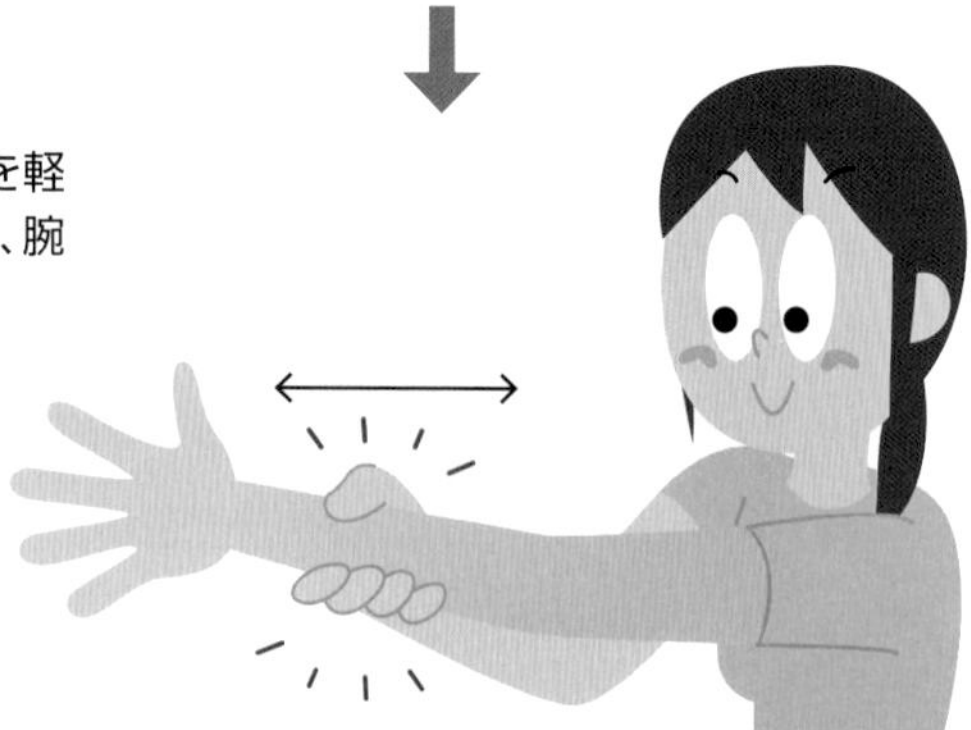

●肩のマッサージ

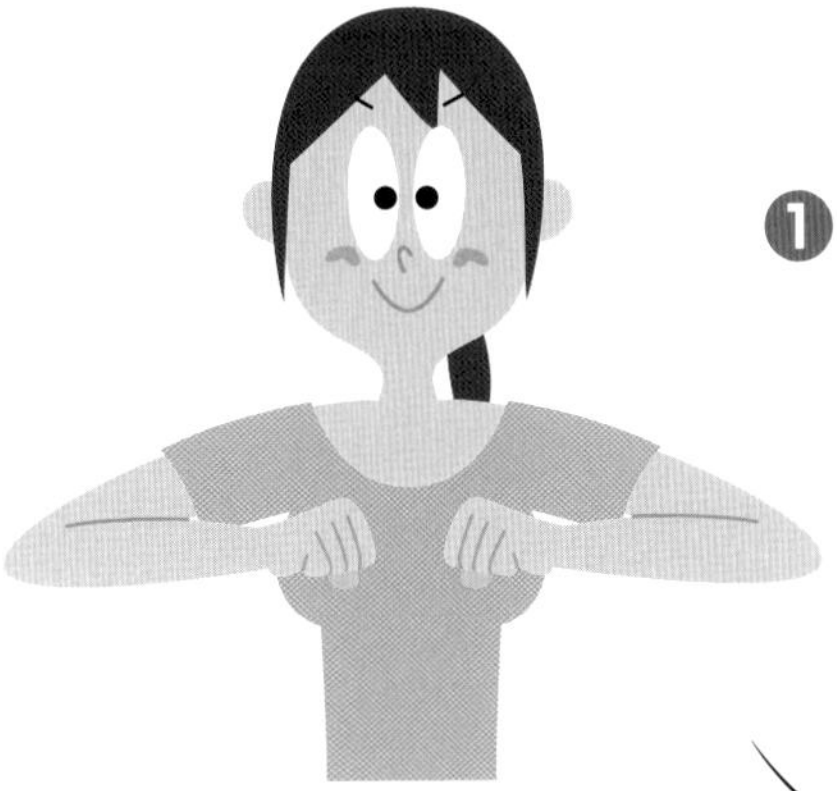

❶ 胸の前で両手のこぶしを握り、腕を水平にする

スー
肩甲骨を背中に寄せるように!

❷ ゆっくり息を吸いながら、肘を後ろに引いて5秒キープ

フーッ
手は開く

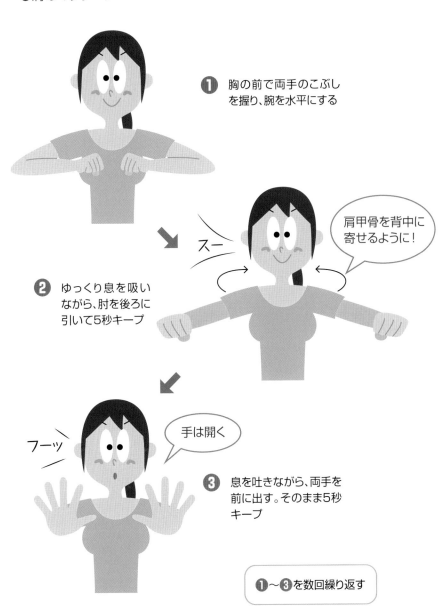

❸ 息を吐きながら、両手を前に出す。そのまま5秒キープ

❶〜❸を数回繰り返す

手根管症候群の改善のためのリハビリテーション

加齢とともに筋肉や腱の動きが悪くなると、手根管を支える構造が崩れて、正中神経が圧迫される要因となります。手を動かせば筋肉や腱の動きが改善し、血流がよくなることでむくみも改善します。

改善　手指の運動を改善するリハビリテーション

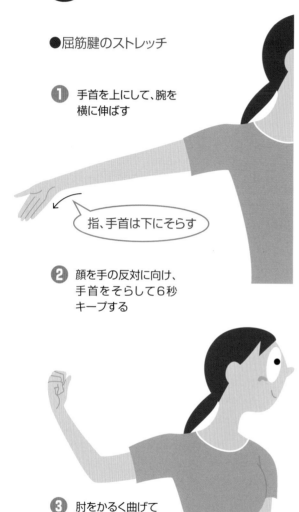

●屈筋腱のストレッチ

❶ 手首を上にして、腕を横に伸ばす

❷ 顔を手の反対に向け、手首をそらして6秒キープする

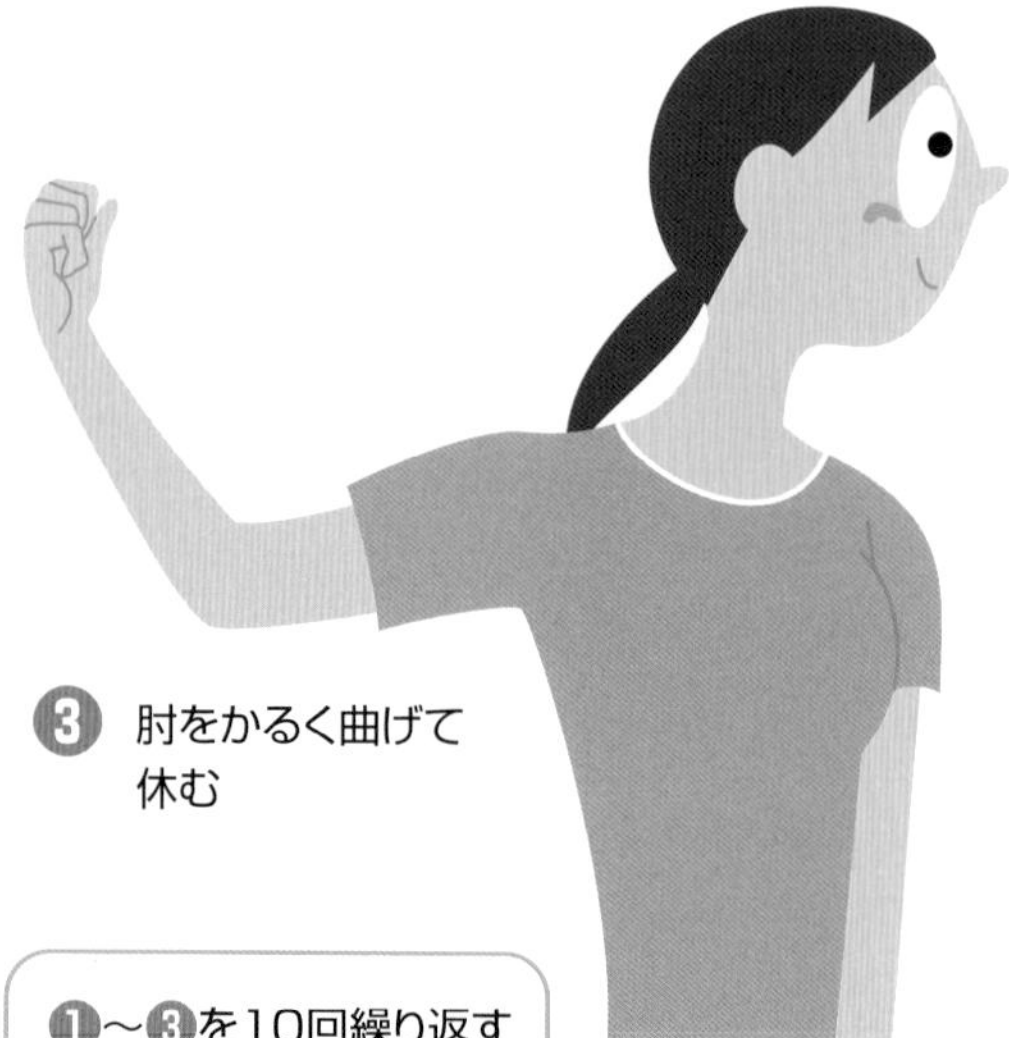

❸ 肘をかるく曲げて休む

❶～❸を10回繰り返す

❶ MP関節を手の甲と直角になるように曲げる。DIP関節とPIP関節はまっすぐ伸ばしたままに

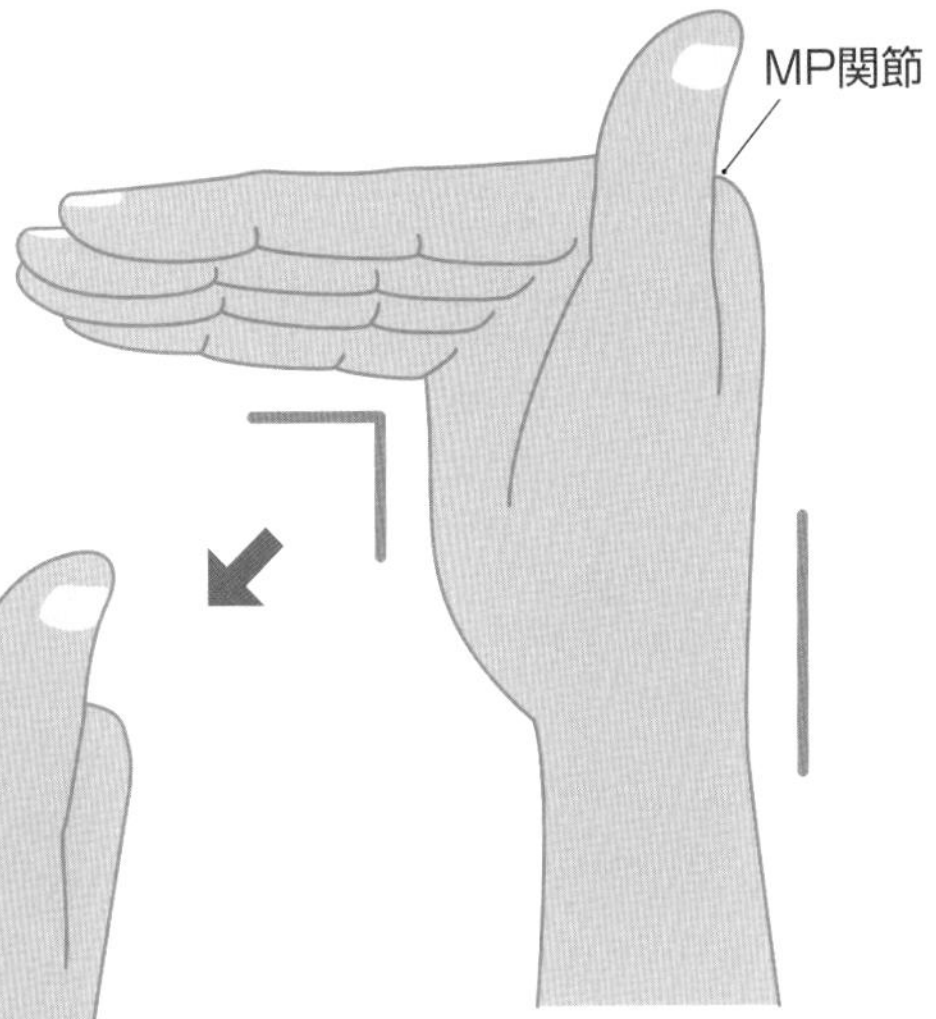

❷ 親指以外の指を曲げて握る。手首はまっすぐに

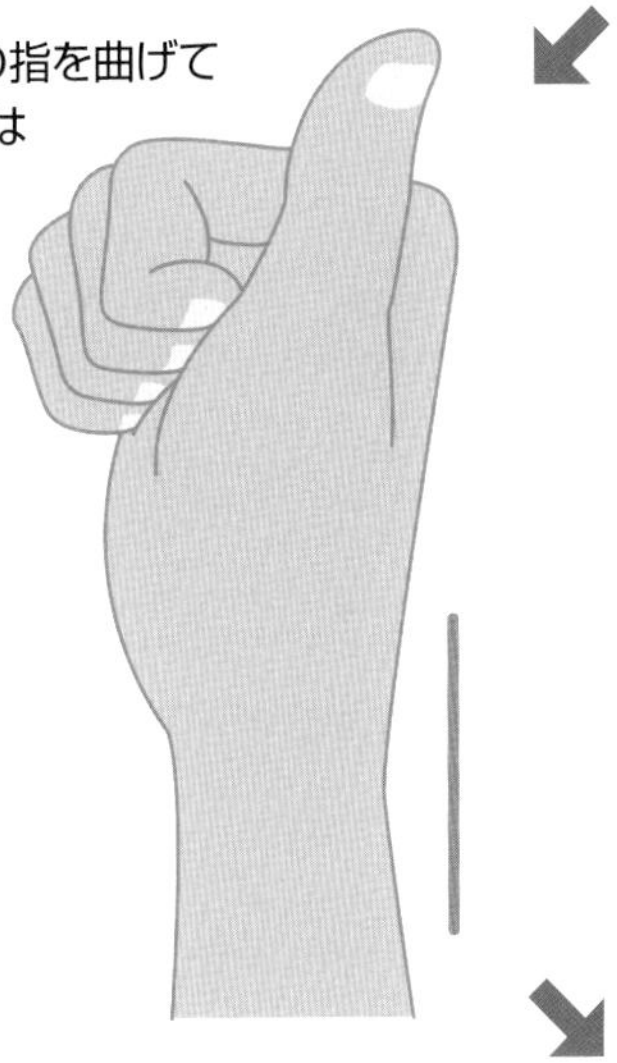

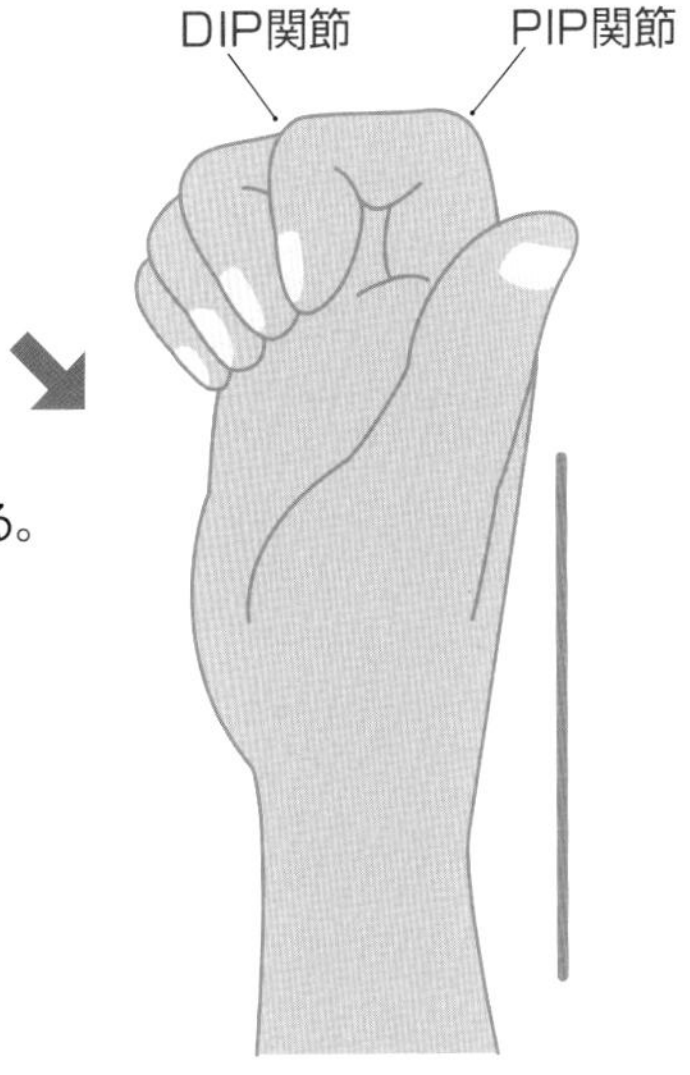

❸ DIP関節とPIP関節を図のように曲げる。このときMP関節は曲げずにキープ

❶～❸を各5秒～10秒行う

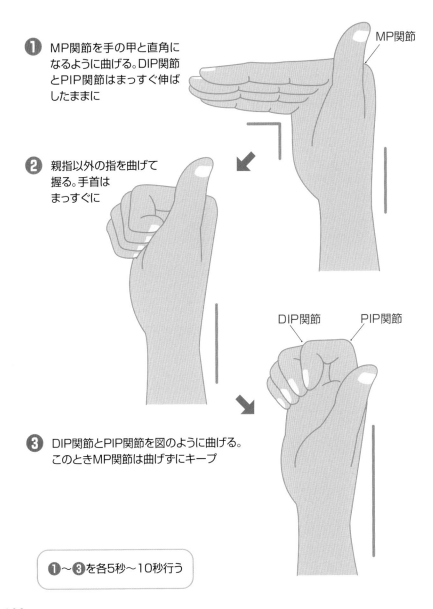

ばね指の改善のためのストレッチ

ばね指では、指のストレッチを行うと、腱の柔軟性がよくなり、腱の動きがスムーズになる効果が期待できます。

改善 腱の動きを改善するストレッチ

●屈筋腱のストレッチ

❶ 腕を伸ばして、手のひらをそらす

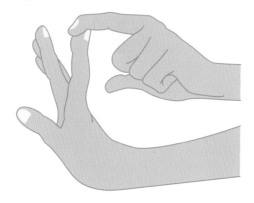

❷ 反対の手で人差し指をつまみ、30秒かけてゆっくりそらす

❸ 親指、中指、薬指、小指にも行う

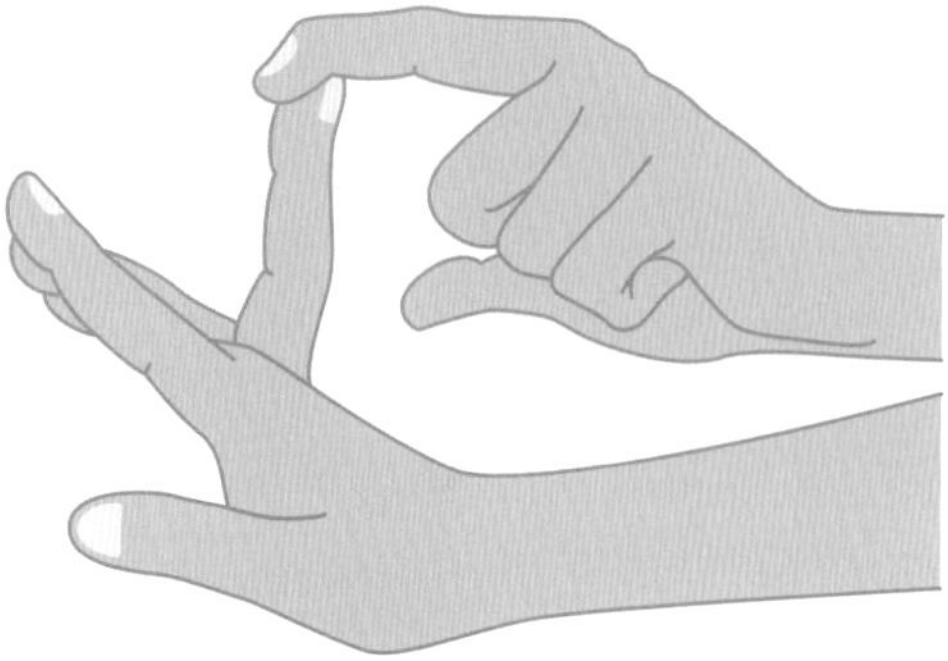

※ゆっくり動かして行うのが大切

●腱鞘のストレッチ

❶ 木片などの硬めの板
に手のひらを置く

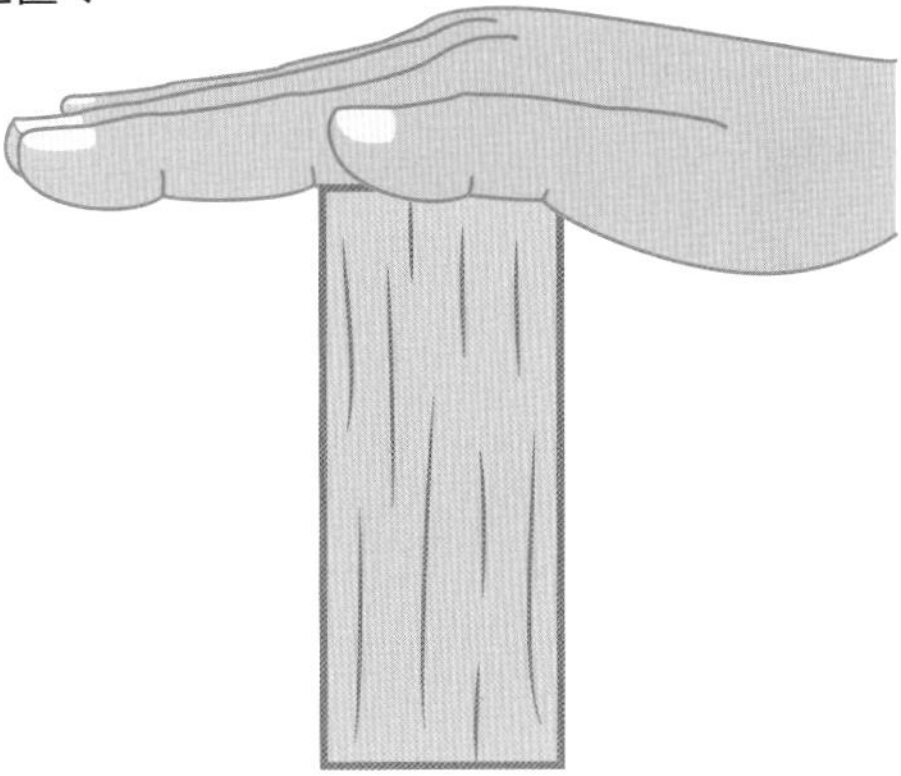

❷ そのまま手を握り、
2秒キープする

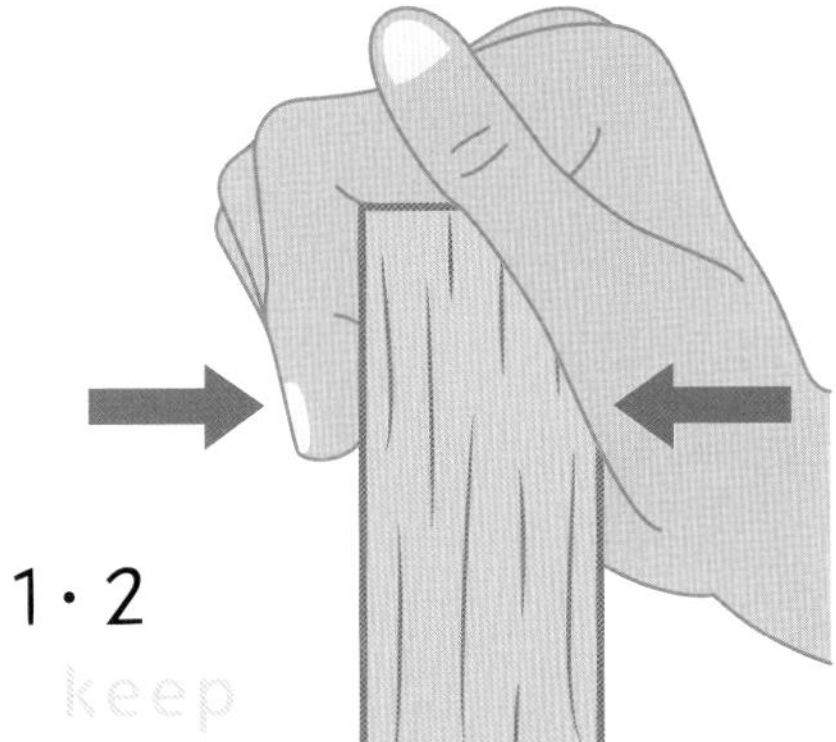

痛みを和らげる生活術

深呼吸でストレスをコントロール

不安なことがあったり、何かに怒ったりすると き、痛みを強く感じることはないでしょうか。
ストレスと痛みには深い関わりがあります。怒りや悲しみ、イライラなどのストレスにより、痛みへの感受性が変わってしまうからです。

たとえば、仕事や心配ごとでストレスのかかった状況では自律神経が乱れ、副腎髄質からアドレナリンが分泌され、痛みを感じる神経や受容器を刺激してしまうのです。また、不安な状況が続くと、幸せホルモンと呼ばれるセロトニンの分泌が減って、痛みを抑えるしくみの働きが悪くなってしまいます。

このように、人はストレスがあると痛みを強く感じてしまうものなのです。

手指のトラブルがあるときは、痛みを増幅させてしまわないためにも、ストレスをコントロールするように気をつけることが大切です。

手軽にできて、ストレスのコントロールに役立つのが深呼吸です。ストレスを感じているとき、人の呼吸は自然と浅くなってしまいます。そこで意識して深呼吸することで、ストレスのコントロールに役立ちます。

まず、背筋を軽く伸ばしましょう。そして、はじめに息を吐きます。深呼吸を上手に行うコツは、吐く息を意識することです。頭の中で数を数えながら、ゆっくりと口から息を吐いていきます。

吐ききったら、今度は鼻からゆっくりと息を吸いましょう。

これを繰り返し、5~10分間行います。場所も時間も選ばず実践できるので、ぜひ深呼吸の習慣を取り入れてみてください。

ストレスを感じたら、深呼吸ですっきりしましょう

息を吐く
1.2.3.4…
❶ 背筋を伸ばす
❷ 頭の中で数を数えながら
❸ ゆっくり口から息を吐く
お腹に手を当てるとやりやすい
座って行ってもよい
5.6.7.8…
息を吸う
❶ 頭の中で数を数えながら
❷ ゆっくり鼻から息を吸う
5〜10分間繰り返す
ダメな深呼吸
考えごとをしてしまう
………
………
スーハー
スーハー
早く行ってしまう

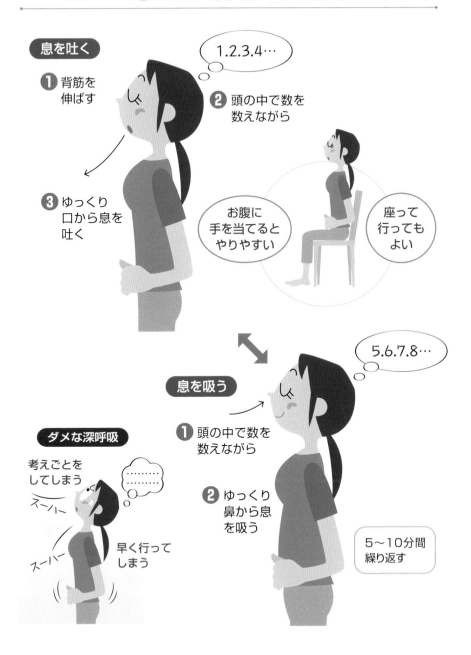

十分な睡眠で自律神経を整える

痛みで熟睡できないと悩む患者さんは少なくありませんが、十分な睡眠が取れなかったり、睡眠の質が低下するのは望ましくありません。

睡眠に問題があると、脳や脊髄の細胞が過剰に活性化してしまい、炎症への反応が敏感になってしまうからです。神経が興奮しやすい状態になったり、痛みを抑制するしくみが十分に働かなかったりすることもあります。

自律神経にも悪影響があります。

自律神経は、交感神経と副交感神経の相反する2つの神経からなり、血圧や体温、内臓の働きなどを無意識のうちに調整しています。

たとえば、日中の活動時には交感神経が優位になり、就寝時には副交感神経が優位になるなど、バランスを取りながら体の状態を適切に保っています。

睡眠の質の低下は自律神経のバランスを崩して心身のさまざまな不調につながったり、痛みに過敏になったり、損傷部位のスムーズな回復が阻害されたりします。

睡眠の質を高めるためには、普段の生活習慣を少しずつ改めることが役立ちます。

まずは、起床時間を一定にすることです。体内時計が整い、就寝時間に眠くなりやすくなります。起床したら、カーテンを開けて朝の光を浴びることも体内時計を整え、夜に眠くなるホルモンが分泌されるようになります。

夕方以降のカフェイン摂取や辛いものなどの刺激物、喫煙なども避けましょう。寝酒も寝つきがよくなっても、睡眠の質を下げてしまいますので避けましょう。

寝つきの悪さや、眠りの浅さを感じるようなら、早めに起きて、少し遅めの就寝を試してみるのもひとつの方法になります。

良い睡眠を得る４つの工夫

1 起床時間は一定にする

起きたら朝の光を浴びる

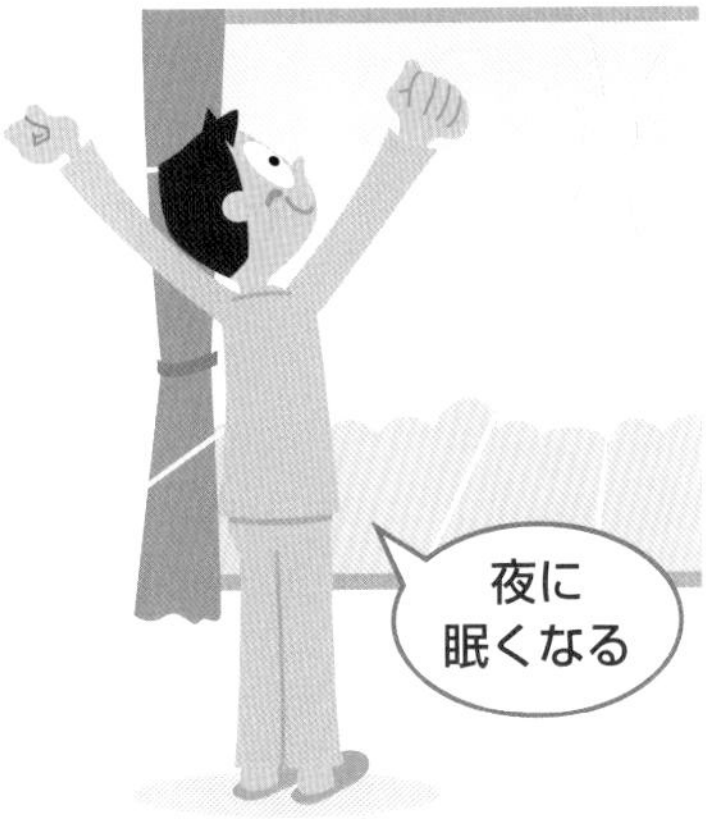

2 昼寝は午後３時より前にする

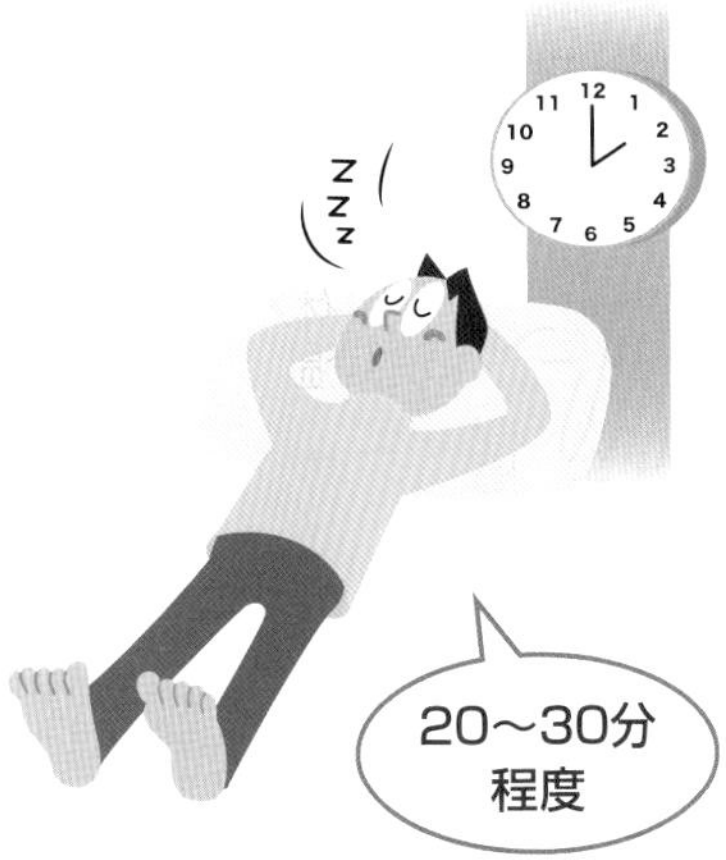

3 寝酒（ナイトキャップ）は避ける

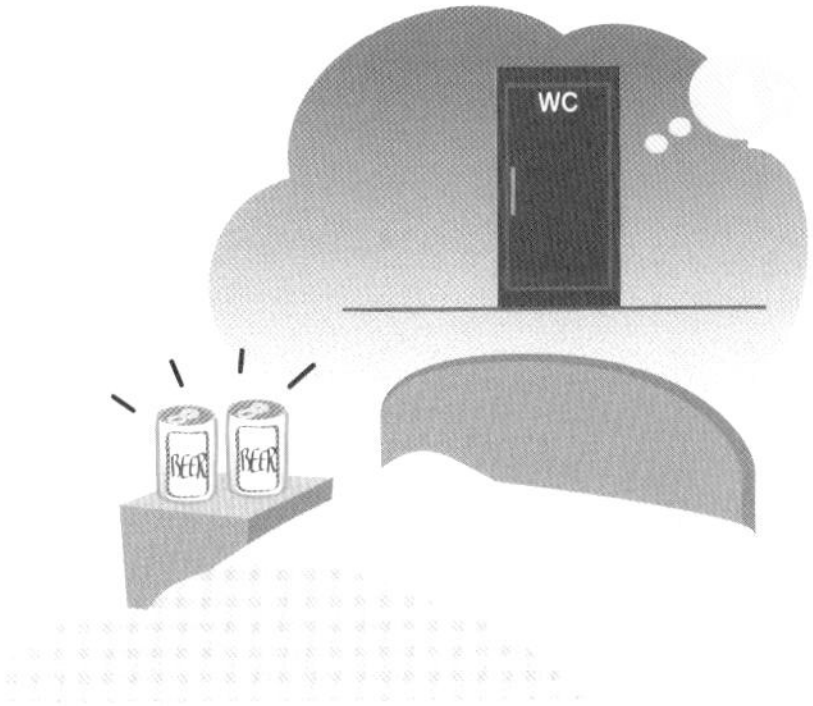

4 夕方以降のカフェイン、辛いものなどの刺激物や喫煙は避ける

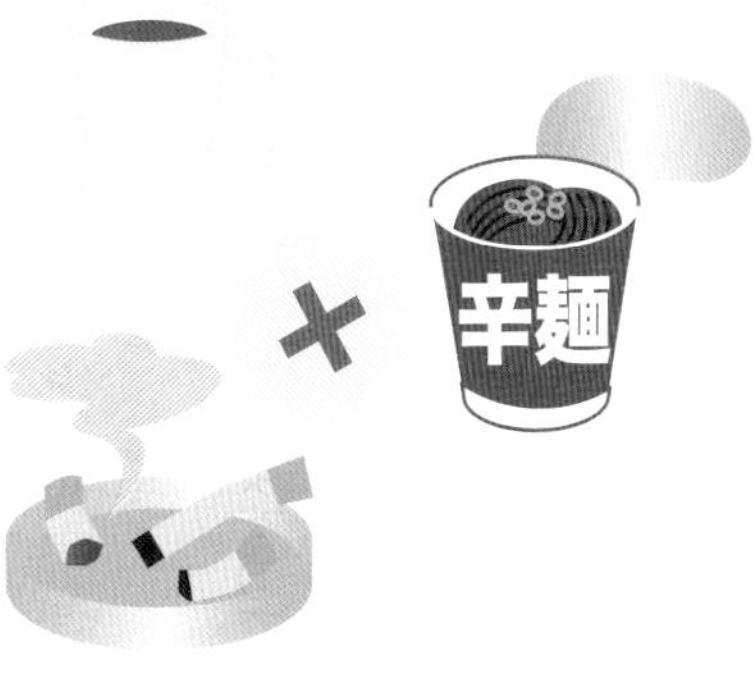

栄養バランスのよい食事を心がける

心身の健康を保ち、適切に機能させるためには、食事の影響は見逃せません。

手指で考えるなら、食事をすることで、手指を動かすためのエネルギーを得るばかりでなく、骨や筋肉、腱などの材料を摂取することとなります。また、代謝や神経伝達などがスムーズに行われるためには、食べ物から得られる各種の栄養素が欠かせません。

食事では、栄養バランスをよくすることが大切ですが、手指にとって積極的に取り入れたいのは大豆食品です。大豆や大豆からつくられた食品には、イソフラボンという抗酸化物質が多く含まれています。イソフラボンは女性ホルモンに似た働きをするため、更年期障害や骨粗鬆症予防によいとされていますが、最近手指の痛みにも一定の効果があるのではないかと、注目されています。

栄養バランスのよい食事を考えるのが難しい場合は、主食・主菜・副菜を組み合わせるように気をつけてみてください。

栄養素には数多くのものがありますが、大きく分けると「エネルギーとなるもの」「身体をつくるもの」「身体の調子を整えるもの」になります。

「エネルギーとなるもの」は、糖質（炭水化物）で、米や小麦など主食に多く、その他、いも類、とうもろこし、果物、砂糖などがあります。

「身体をつくるもの」はたんぱく質で、魚や肉、卵、大豆製品に多く含まれ、主菜でしっかり摂ることができます。これらが筋肉や皮膚、臓器、毛髪、爪、神経などのほか、酵素やホルモン、免疫物質の材料となります。

「体の調子を整えるもの」は、ビタミンとミネラルです。サラダや小鉢、デザートの果物といった副菜によって不足することのないように摂取したいものです。

栄養バランスのよい食事を!!

主食・主菜・副菜を組み合せた食事は栄養バランスがとりやすい

エネルギーとなるもの
「糖質（炭水化物）」
↓
主に主食で摂る

身体をつくるもの
「たんぱく質」
↓
主に主菜で摂る

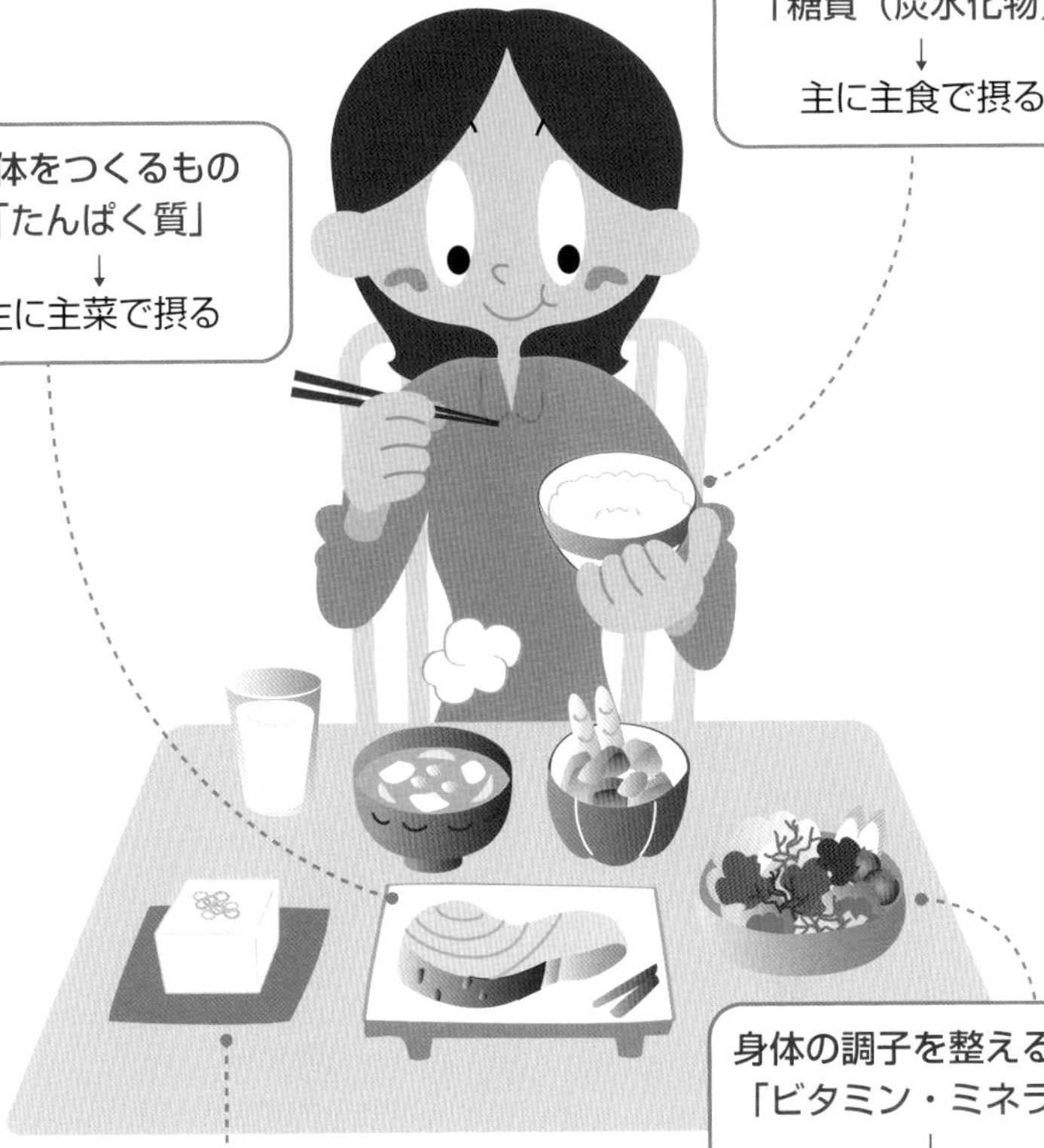

身体の調子を整えるもの
「ビタミン・ミネラル」
↓
主に副菜で摂る

忘れたくないのが大豆食品！

大豆に含まれるイソフラボンは、更年期障害や骨粗鬆症の予防によいとされ、手指の痛みにも効果があるのではないかと注目されている

適度な運動で気分転換をはかる

手指のトラブルがあると、患部の負担にならないようにするために、運動を避けてしまうかもしれません。しかし、トラブルのある部位に負担をかけないように気をつけたうえで、適度な運動は行った方がよいとされています。運動することは、心と身体への影響が大きいからです。

まず、体を動かさないでいるとデメリットがあります。人の体は、使わないでいると機能が低下してしまいます。特に筋肉量が減ってしまうと、無理な動きになって腱や関節などに負担がかかるようになります。また、免疫機能が低下し病気のリスクが高まるほか、内臓の機能への悪影響などもあります。

手指のトラブルのなかには、手根管症候群と糖尿病のように、生活習慣病と何らかの関わりがある病気もあります。そのため生活習慣病の予防は、手指にとっても大切ですが、週2回以上、1回30分以上の運動習慣のある人は、運動習慣のない人に比べて生活習慣病の発症リスクが低くなることがわかっています。

そして、手指にトラブルのある患者さんにとって大きなメリットとなるのが、運動が精神的によい効果を望めることです。運動はストレス解消や気分転換になり、脳の活性化にもよい効果があるとされています。運動により気持ちを明るく保つことは、手指の痛みや不調に意識が集中してしまうのを防ぎます。

ただ、これまであまり運動をしてこなかった人が、気分転換などのためといって、いきなりジョギングのような運動を始めるのはお勧めできません。散歩やストレッチなど軽いものからはじめ、体を動かすことに慣れてきたら、軽い筋力トレーニングや、息が上がる程度の運動にチャレンジしてみましょう。

運動をしているとき心地よい、楽しいと感じられること、そして長く続けられることが大切です。

運動の効果はさまざま！

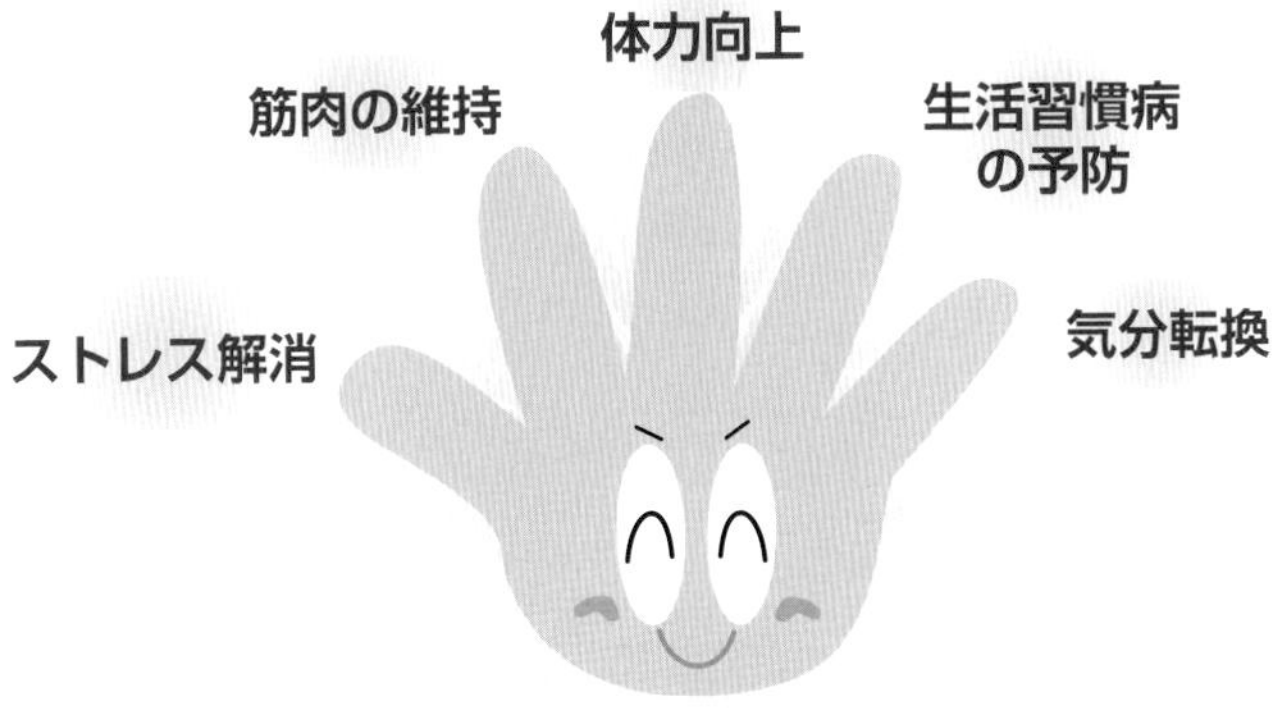

散歩や軽いウォーキングなど、まずは無理のない運動から

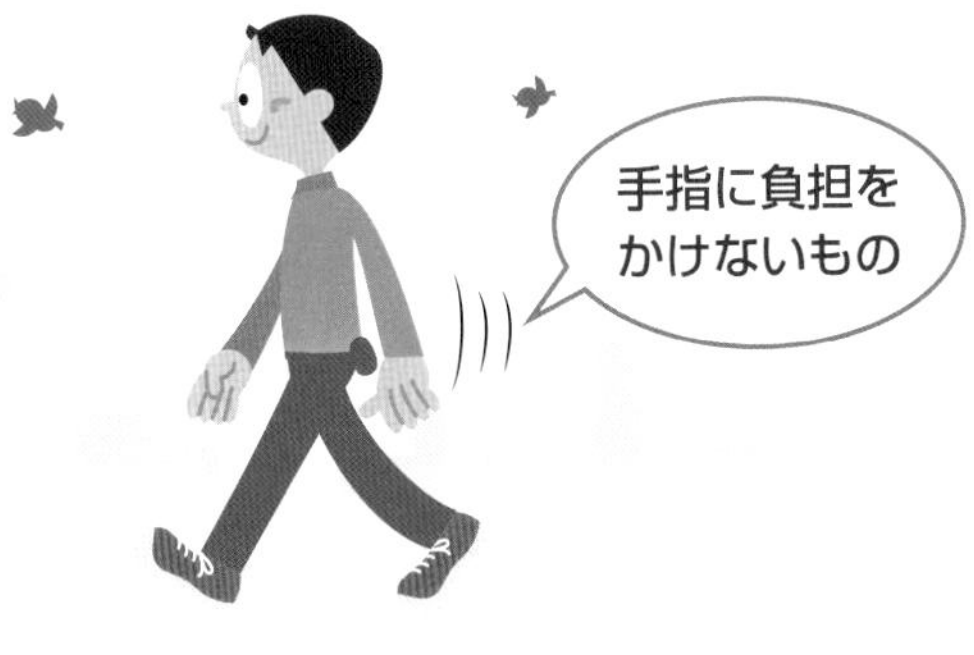

慣れてきたら軽い筋トレや有酸素運動を♪

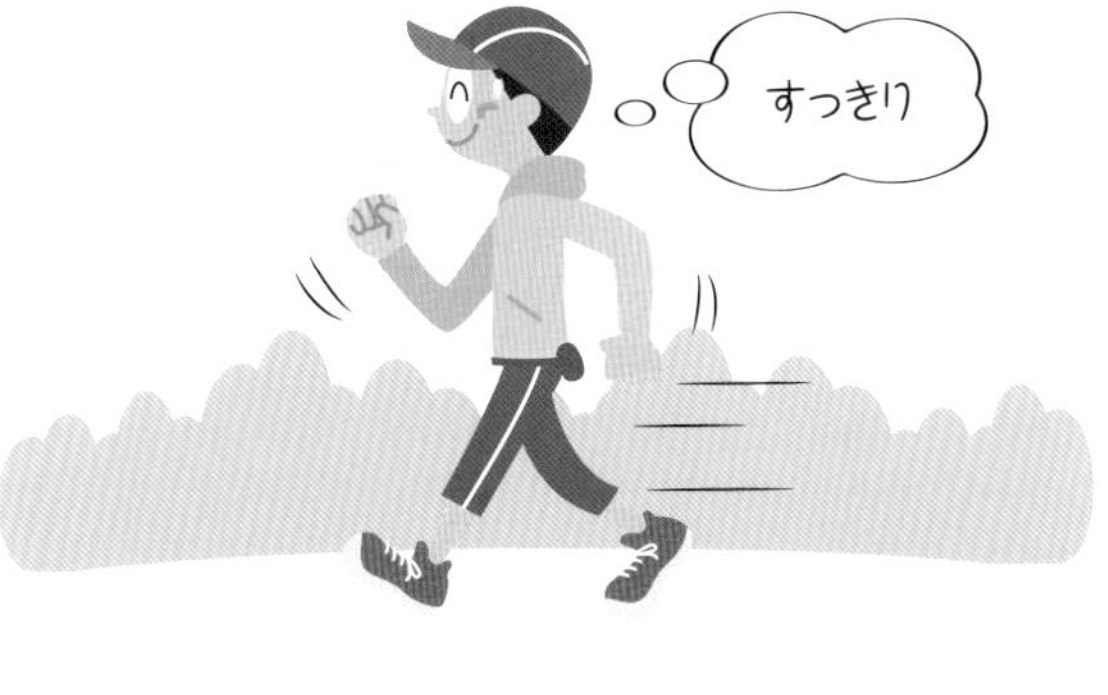

家事をするときの心得

買い物、洗濯、掃除はできる範囲で

　服の着替え、料理や食事、掃除や片付けなど、生活のなかで手指を使うシーンは数えきれないほどあります。手指に何らかのトラブルが起きているとき、家事のやり方などを工夫して手指への負担を減らすことは、痛みや腫れを抑えることにも繋がり、治療にも役立つことです。

　まず、物を持ち上げたり、降ろしたりするときは、物を置く場所やしまう場所を考えてみましょう。よく使うものは、手が届きやすく、取り出しやすい範囲にしまっておくと手指の負担が軽くなります。

　買い物のときは、手で荷物を持つのではなく、肩や腕にかけたり、リュックやキャリーバックで運んだりしましょう。また、商品を選ぶときは、なるべく軽いものや、小分けのものを選べば、重量が軽くなり、それだけ手指に負担がかからずに済みます。同様に、一度に多くのものを買わないようにすることや、重いものはネット通販やスーパーの配送サービスを利用することも負担軽減になります。

　洗濯も無理のない範囲で行うようにしましょう。洗濯では、干すことが案外負担となるものです。一度に洗う量を減らし、洗濯ネットなどを活用して、洗濯物が絡まないようにしましょう。物干しの高さが適切かといったことや、使っている洗濯道具が使いやすいかも再点検してみましょう。

　また、掃除機は小型のものやロボット掃除機のほか、紙モップやハンディモップも組み合わせて使ってみるとよいでしょう。

　家事は心地よく過ごすためのものです。やりすぎてしまう傾向のある人は、完璧を目指さずほどほどにして、手指をいたわるようにしましょう。

手指の負担を軽くする家事のコツ

物の配置を考える

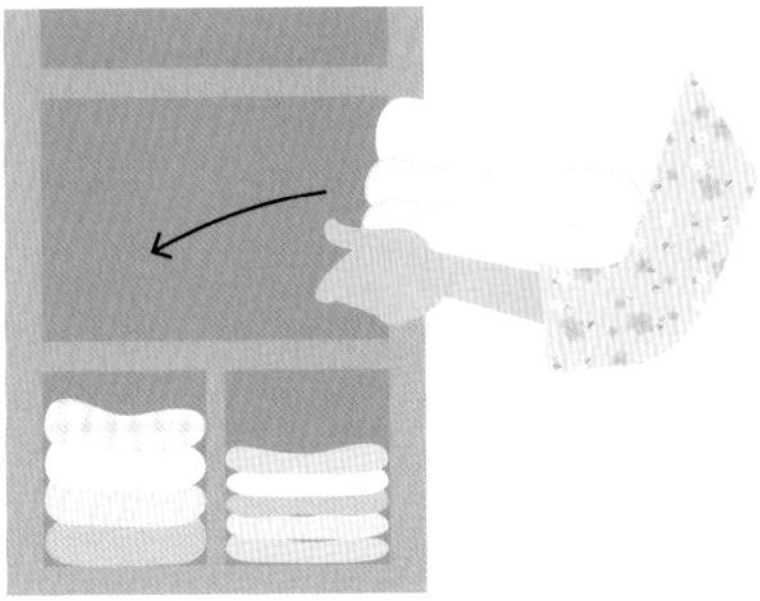

よく使う物は出し入れ
しやすい位置に

買い物

一度に買い
すぎない

荷物は手で
持たない

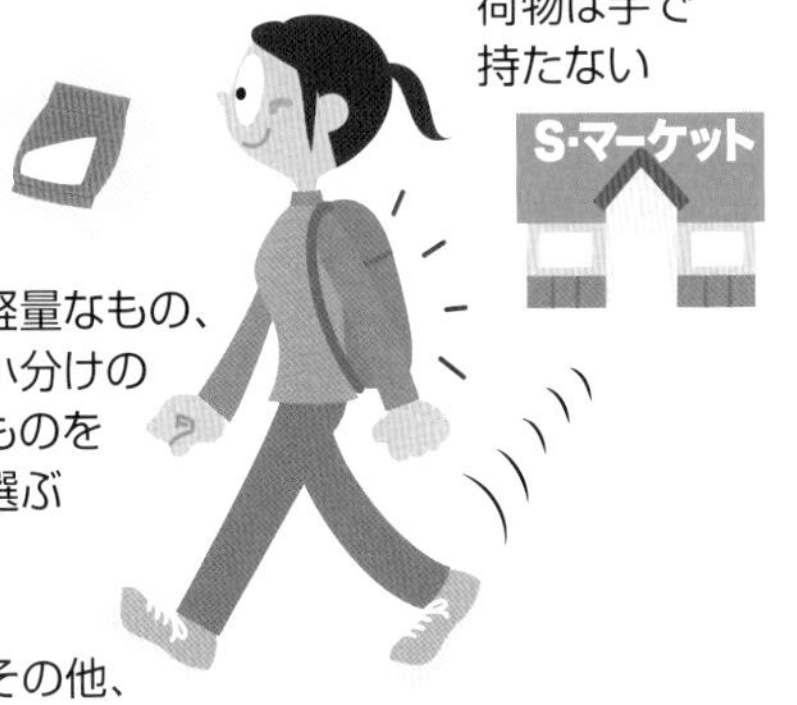

軽量なもの、
小分けの
ものを
選ぶ

その他、
ネット通販、配送サービスも利用

洗 濯

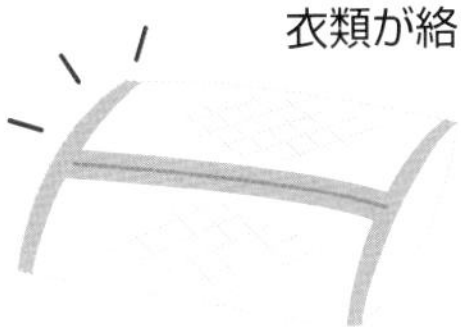

衣類が絡まないよう
洗濯ネット
を使う

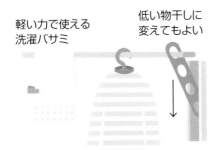

軽い力で使える
洗濯バサミ

低い物干しに
変えてもよい

ハンガーで干して、そのまましまう

掃 除

掃除機を選ぶ（軽いもの、
ロボット掃除機など）

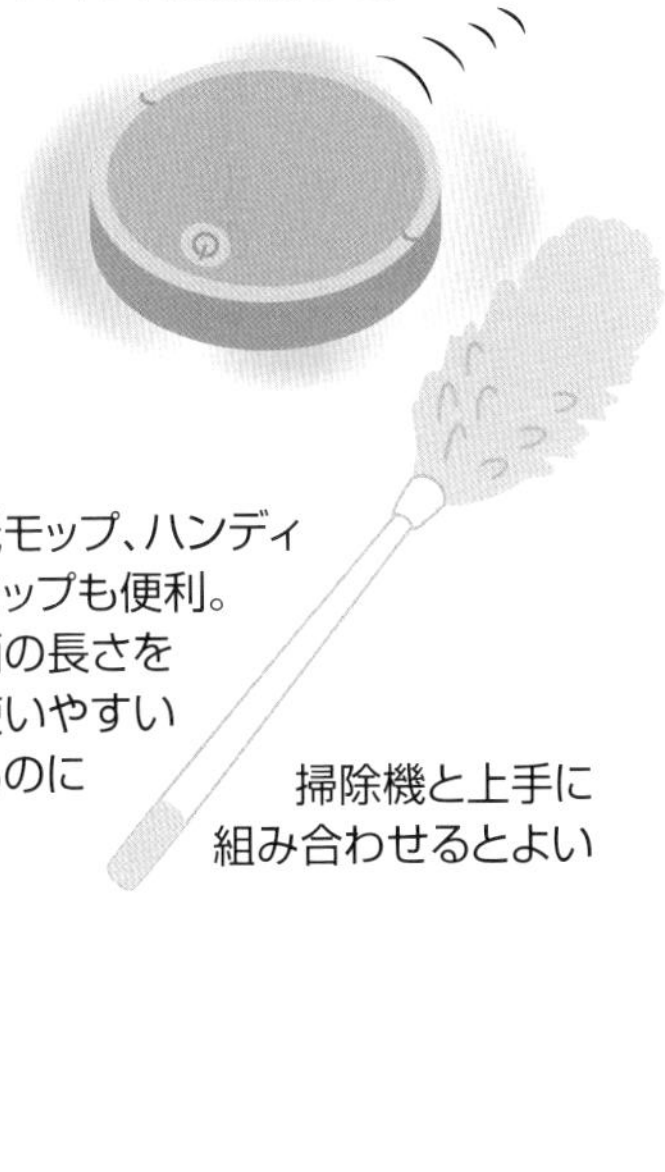

紙モップ、ハンディ
モップも便利。
柄の長さを
使いやすい
ものに

掃除機と上手に
組み合わせるとよい

料理は工夫次第で手指の負担を軽減できる

料理を毎日行っている人も少なくないと思います。料理では複雑な動きがたくさんあり、力を込めなければならないことも多いので、手指の負担とならないように工夫をすることが大切です。ときには上手に手を抜くことも必要だと考えましょう。

料理をする際に手指の負担となりやすいのは、材料を切るときで、いろいろな工夫が考えられます。

まず、カットするのに負担となりやすい食材は包丁を使わずに、キッチンバサミでカットするのもひとつの方法です。魚や肉などは生のままだと滑りやすく、キッチンバサミを使いにくいですが、ゆでたり、焼いたりした後なら、カットしやすくなります。また、にんじんやかぼちゃのような硬い野菜は、電子レンジで加熱すれば、楽に切ることができます。

野菜をはじめ食材を刻む作業は大変ですが、フードプロセッサーやチョッパーなどの道具を使えば、手指に負担をかけずに済みます。

また、現在はカット済み野菜、冷凍食材もさまざまなものが売られています。洗う必要もなく食べられるサラダや、そのまま焼けばよい調味済みの魚や肉なども便利です。

手指の痛みや腫れの程度によっては、袋詰めの食材や缶詰、瓶詰を開けるのが難しくなります。キッチンバサミ、オープナーといった道具は、てこの原理で力が入れやすく、指ではなく腕の力で開けられます。自分の悩みに合わせて、便利グッズを探してみるといいでしょう。

また、料理では後片付けも負担となりやすいものです。調理器具や食器は使った後、キッチンペーパーなどでさっと汚れを取って、つけ置き洗いにすると汚れが落ちやすく、スムーズに洗えます。食器をふくのも負担となるので、洗浄機や乾燥機を使うほか、水切りかごで乾かしてしまうのも良いでしょう。

手指の負担を軽くする料理のコツ

食材のカット

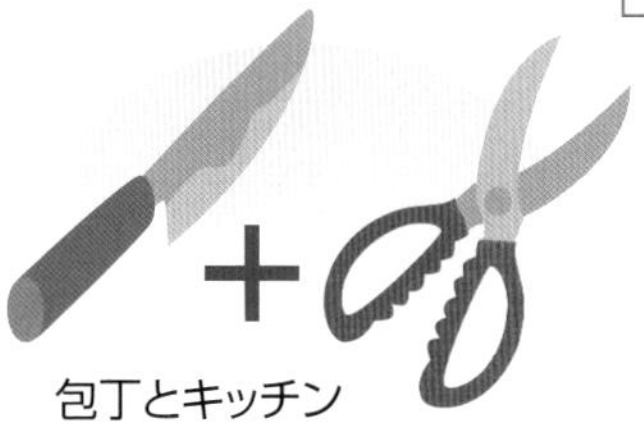

包丁とキッチン
バサミを上手に使い分ける

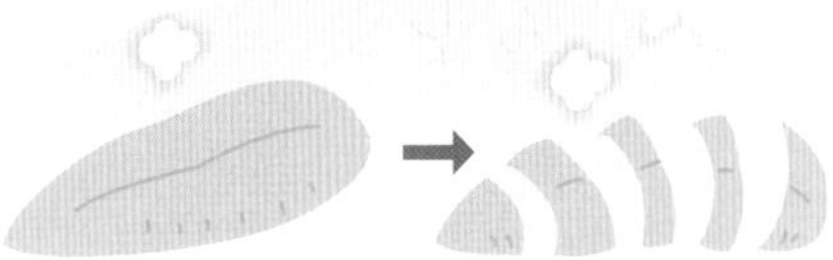

魚や肉は、ゆでる、焼くなどの
調理後がカットしやすくなる

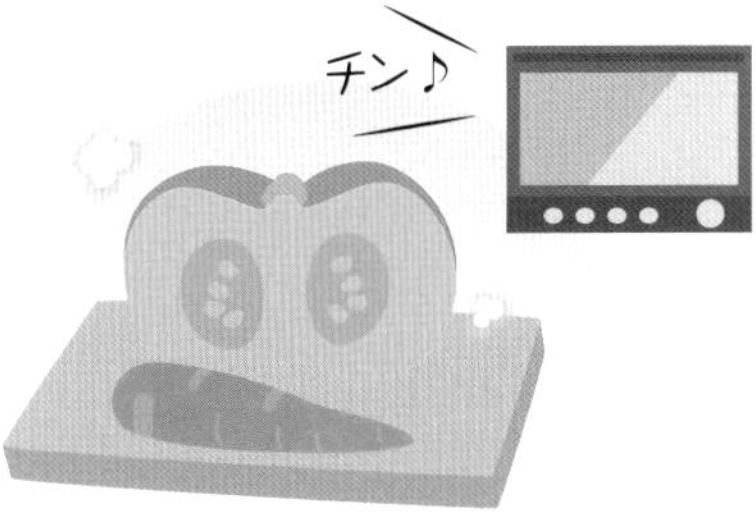

硬い野菜は加熱して柔らかく
してからカット

食材の工夫

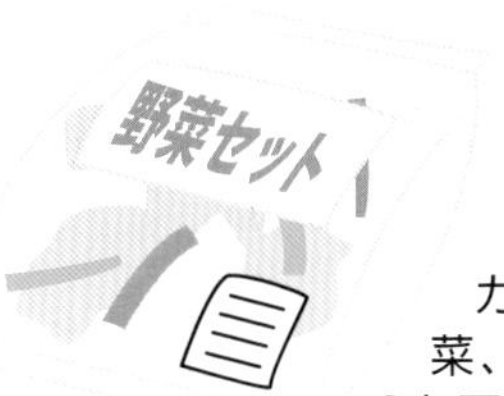

カット済み野菜、冷凍食材なら包丁いらず。調理済み食材、レトルト、缶詰なども活用を

便利な道具を使う

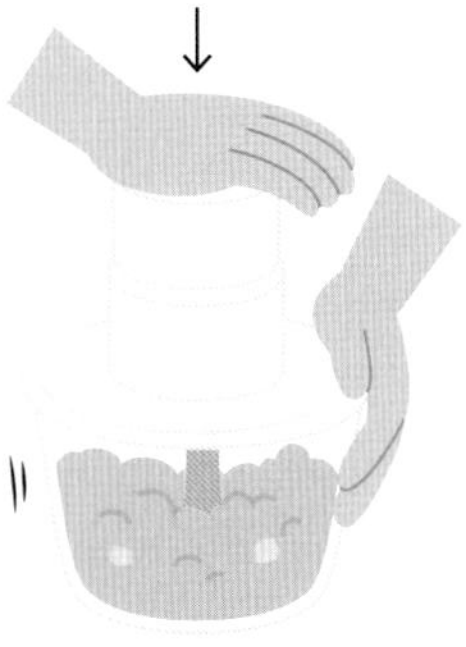

食材を刻むような作業は、フードプロセッサーやチョッパーなどを上手に使う

食材をかきまぜるような作業は、大きいスプーンや柄の太いヘラで混ぜる。ボールは滑り止めで支える

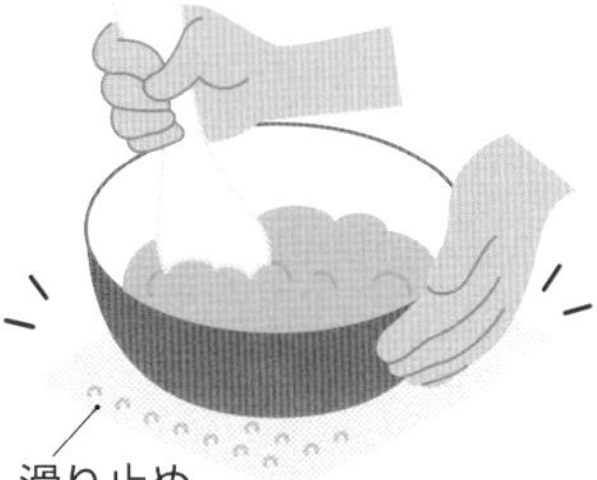

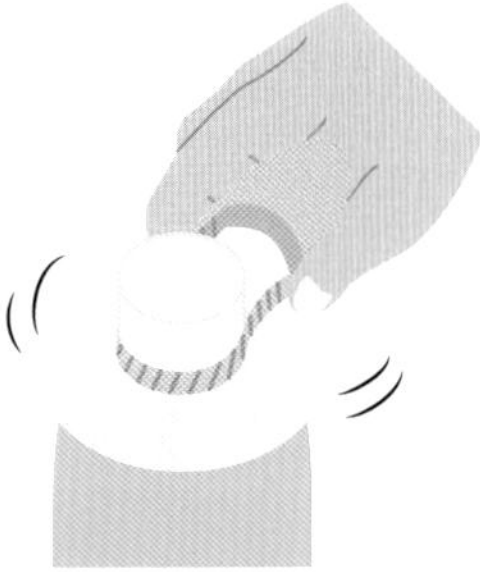

袋詰めや缶詰、瓶詰の食材を開けるときはオープナーを使う

ハンドクリームで手にいたわりを

日頃から酷使している手は、日常的にさまざまなものに触れ、洗う機会も多く、カサカサしたり、ゴワついたりしやすいものです。そのため、ハンドクリームを使っていたわってあげることも大切です。

肌（皮膚）には、ウイルスや細菌などの侵入を防いだり、外部刺激から守ったりするバリア機能が備わっています。しかし、肌荒れの状態では、表皮が荒れてバリア機能が乱れてしまいます。肌の水分も保ちにくくなり、外部刺激にも敏感になっています。

ハンドクリームを塗って、手をしっとりと保湿することは、肌のバリア機能を正常に保ち、外敵から体を守るためにも大切なことです。乾燥しがちな冬だけでなく、どの季節でもハンドクリームを使って、しっとりと潤いを保つようにしましょう。

ハンドクリームを塗るときには、適量を使うことが大切なポイントとなります。一回の使用量の目安は、人差し指の指先からＤＩＰ関節の長さくらいまでです。思ったよりもたっぷり使うと感じられるかもしれませんが、そのくらいの量を丁寧に塗って、手全体になじませるようにしましょう。

特に爪周りや関節部分など乾燥しやすい部位は、丁寧に重ね塗りするとよいでしょう。

また、ハンドクリームを塗るときは、手を丁寧に刺激しますので、簡単なマッサージにもなり、手指の血行が良くなる効果もあります。リラックス効果もあって一石二鳥です。

ただし、力を入れすぎてしまったり、少ない量のハンドクリームを塗ったりしていると、肌を擦ってしまうことになり、かえって刺激となってしまいます。あくまでやさしく行うようにしましょう。

男性ではハンドクリームを使う習慣のない人もいると思いますが、手指を健やかに保つためにも、ぜひハンドクリームを使う習慣を取り入れてみてください。

ハンドクリームの塗り方

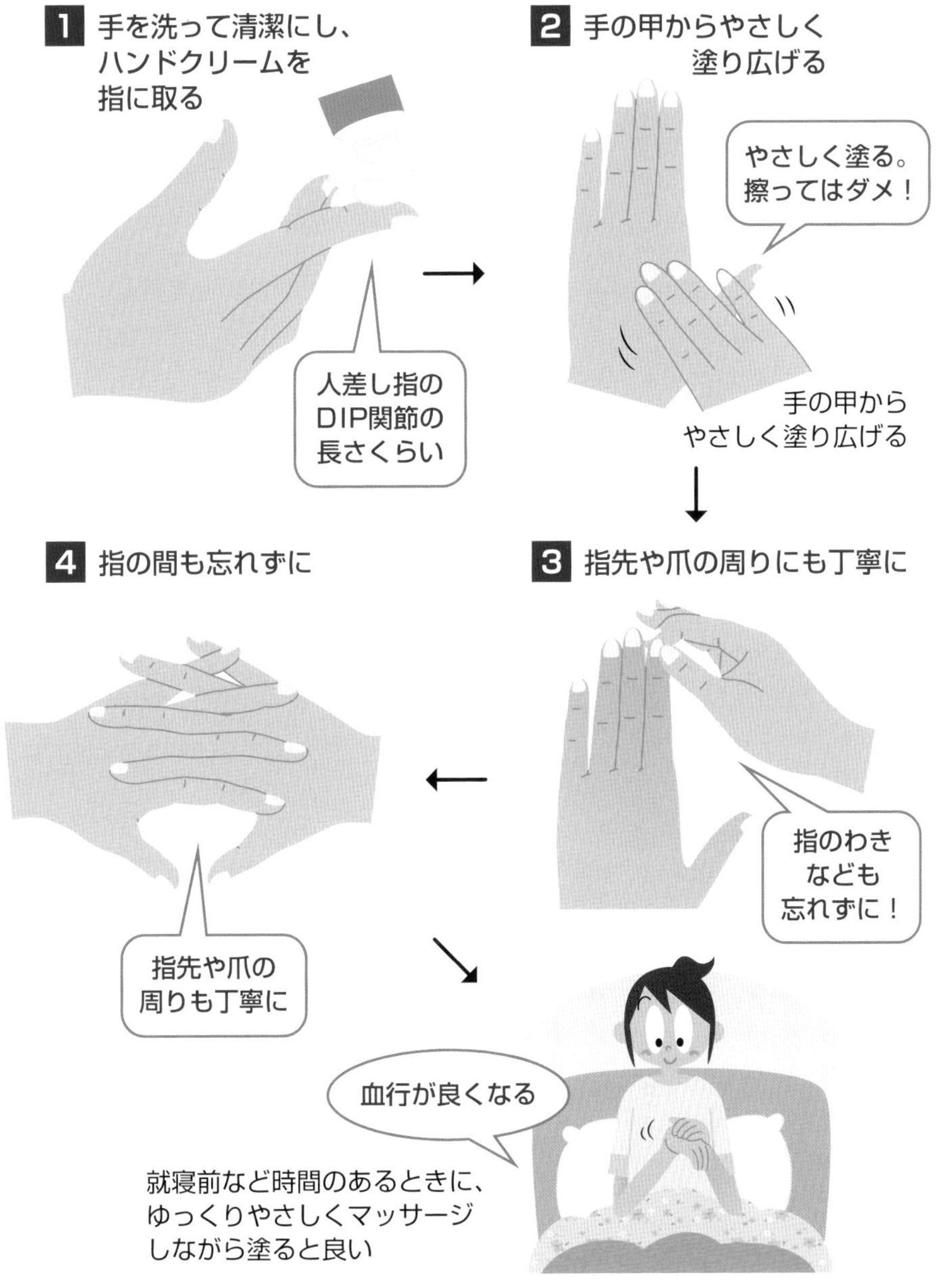
1 手を洗って清潔にし、ハンドクリームを指に取る
人差し指のDIP関節の長さくらい
2 手の甲からやさしく塗り広げる
やさしく塗る。擦ってはダメ！
手の甲からやさしく塗り広げる
3 指先や爪の周りにも丁寧に
指のわきなども忘れずに！
4 指の間も忘れずに
指先や爪の周りも丁寧に
血行が良くなる
就寝前など時間のあるときに、ゆっくりやさしくマッサージしながら塗ると良い

手や指のトラブルを改善して、楽しい生活を

毎日酷使してきた手や指に感謝の気持ちを

手指のトラブルが起こると、普段よく使う部位に痛みや腫れなどの不調を感じるために、本人にとってはつらいものです。これまで当たり前のようにできていたことができなくなることや、趣味や仕事を制限しなければならないことが出てくることもあります。

見た目には大きな変化がないため、周囲に理解されないことや、本人も重篤な病気ではないと考えてしまうこともあります。

治療のためには安静にしなければならないのに、つい無理をして悪化させてしまうことがあるかもしれません。

しかし、手指は毎日酷使され、その結果としてトラブルの起きていることが多いのです。痛みや腫れなどは、体からの「少し休ませて」というサインです。これまで気づかないうちに、よく働き続けてきてくれたということですので、それまでの手指の働きに感謝し、それ以上無理をさせずに、いたわるようにしましょう。

手指がそれまでとは同じように使えないとしても、工夫次第でさまざまなことができることは紹介してきました。不便はあるにしても、生活全般を見直すいい機会になるかもしれません。そのように前向きに向き合っていきましょう。

正しい診断を受けて適切な治療を行っていけば、手指のトラブルの多くは改善を望むことができます。大切な役割を果たす手指だからこそ、毎日を楽しく送ることができるように、トラブルが起きたら手外科専門の医師（日本手外科学会のＷＥＢサイト*に公開されています）に相談して、早めに対処することをおすすめします。

＊日本手外科学会ホームページ
http://www.jssh.or.jp/ippan/senmon/senmoni-meibo.html

参考文献

- ウルトラ図解　関節リウマチ（法研）
  【監修】宮坂 信之
- ウルトラ図解　甲状腺の病気（法研）
  【監修】伊藤 公一
- スーパー図解　変形性股関節症・膝関節症（法研）
  【監修】柳本 繁
- 図解　手外科専門医が教える 手根管症候群とヘバーデン結節の治し方（日東書院本社）
  【監修】菊地 淑人
- 病気がみえる vol.7 脳・神経（医療情報科学研究所）
  【編集】メディックメディア
- 病気がみえる vol.3 糖尿病・代謝・内分泌（医療情報科学研究所）
  【編集】メディックメディア
- 手指の痛み・しびれ・はれ・変形が自力でよくなる 1 分体操大全（文響社）
  【著】池口 良輔、ほか
- ナースのためのやさしくわかる整形外科（ナツメ社）
  【総監修】松本 守雄　【監修】林 明美

索引

■監修
亀山 真（かめやま・まこと）

東京都済生会中央病院整形外科担当部長。

1985年慶應義塾大学医学部卒業。同大学整形外科学教室入局。済生会神奈川県病院整形外科、荻窪病院整形外科、平塚市民病院整形外科、国立栃木病院整形外科を経て、1998～1999年英国Queen Victoria Hospital Plastic Surgery UnitおよびオーストラリアRoyal North Shore Hospital Hand and Microsurgery Unit留学。1999年東京都済生会中央病院整形外科、2005年同病院整形外科医長、2009年同病院整形外科担当部長（現職）。2012年慶應義塾大学医学部整形外科学教室客員講師、2016年慶應義塾大学医学部整形外科学教室非常勤講師。

医学博士、日本整形外科学会専門医、日本手外科学会認定手外科専門医。

専門：手・肘関節の外科、末梢神経、四肢骨折一般。

ウルトラ図解 手《て》指《ゆび》の痛《いた》みとしびれ

令和5年11月20日　第1刷発行

監 修 者　亀山 真
発 行 者　東島 俊一
発 行 所　株式会社 法 研
〒104–8104　東京都中央区銀座1-10-1
http://www.sociohealth.co.jp
印刷・製本　研友社印刷株式会社

0101

ISBN978-4-86756-083-9 C0377　定価はカバーに表示してあります。